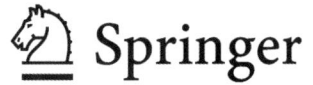

Springer

Editors:

Hitendra R.H. Patel,
Jean V. Joseph

AME 学术盛宴系列图书 3B015

腹腔镜手术和机器人外科的模拟培训

主审：楼文晖

主译：锁 涛 李秉璐

编译：程陶然 李皓璇

中南大学出版社
www.csupress.com.cn

AME
Publishing Company

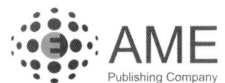

图书在版编目（CIP）数据

腹腔镜手术和机器人外科的模拟培训 / [英]海登卓拉（Hitendra R.H. Patel），[美]让·V·约瑟夫（Jean V. Joseph）主编；锁涛，李秉璐译. —长沙：中南大学出版社，2017.11

ISBN 978－7－5487－3069－9

Ⅰ.①腹… Ⅱ.①海… ②让… ③锁… ④李… Ⅲ.①机器人技术－应用－腹腔镜检－外科手术 Ⅳ.① R656.05－39

中国版本图书馆 CIP 数据核字（2017）第 274605 号

AME 学术盛宴系列图书 3B015

腹腔镜手术和机器人外科的模拟培训
FU QIANG JING SHOU SHU HE JI QI REN WAI KE DE MO NI PEI XUN

主编：[英]海登卓拉（Hitendra R.H. Patel），[美]让·V·约瑟夫（Jean V. Joseph）
主译：锁涛，李秉璐

□丛书策划　郑　杰　汪道远　李　媚
□整理编辑　袁　舒
□责任编辑　孙娟娟
□责任校对　石曼婷
□责任印制　易红卫　潘飘飘
□版式设计　林子钰　胡晓艳
□出版发行　中南大学出版社
　　　　　　社址：长沙市麓山南路　　　　邮编：410083
　　　　　　发行科电话：0731-88876770　　传真：0731-88710482
□策 划 方　AME Publishing Company 易研出版公司
　　　　　　地址：香港沙田石门京瑞广场一期，16 楼 C
　　　　　　网址：www.amegroups.com
□印　　装　天意有福科技股份有限公司

□开　　本　720×1000　1/16　□印张 8　□字数 159 千字　□插页
□版　　次　2017 年 11 月第 1 版　□2017 年 11 月第 1 次印刷
□书　　号　ISBN 978－7－5487－3069－9
□定　　价　85.00 元

To my wife Venita for all her support over the last 15 years.

此书献给我的妻子维尼塔，感谢她15年来的全力支持！

编者风采

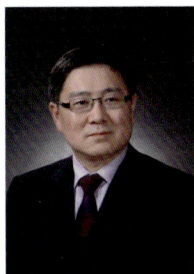

主审：楼文晖 医学博士，教授，主任医师

复旦大学附属中山医院胰腺外科主任、普外科副主任、外科中心实验室主任

长期从事胰腺肿瘤、胃肠道肿瘤和胃肠胰神经内分泌肿瘤的诊断和治疗。上海市优秀学科带头人。现任上海医学会普外科分会主任委员、上海医学会外科分会副主任委员、中华医学会第十八届外科委员会全国委员、中华医学会外科学分会胰腺外科学组副组长、中国研究型医院协会胰腺病分会副会长、中国医师协会外科分会全国委员、中国医师协会胰腺病专业委员会常委、中国医师协会外科分会MDT专业委员会常委；中国医促会神经内分泌肿瘤分会、快速康复委员会、减重及代谢外科分会副会长；中国医学装备协会外科装备分会基础装备专委会主任委员。担任Journal of Digestive Disease，Annual of Surgery（中文版），《外科理论与实践》《中国实用外科杂志》《中华肝胆外科杂志》《中华医学杂志》《中华外科杂志》《中华消化外科杂志》的编委和通讯编委。近年来以第一作者和通讯作者在国内核心期刊和国外杂志发表文章100多篇，承担多项国家级和省市级研究课题，包括国家自然科学基金项目、"863"项目等。

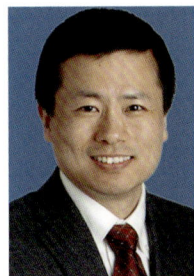

主译：锁涛 医学博士，副主任医师

复旦大学附属中山医院普外科胆道外科副主任
复旦大学附属中山医院临床技能中心副主任，外科组长

中国医师协会外科医生分会肿瘤外科专业委员会委员
中国医师协会外科医生分会胆道专业委员会青年委员
中国抗癌协会胆道专业委员会青年委员
中国医学疗保健国际交流促进会胃肠外科分会
第一届专业委员会委员
专注于胆道疾病的基础及临床研究，擅长胆道疾病的微创治疗和胆道肿瘤的综合治疗。发表论文十余篇，多篇被SCI收录。

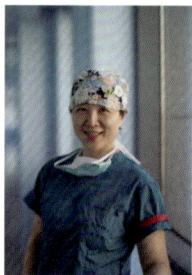

主译：李秉璐 教授，主任医师，硕士研究生导师

北京协和医院基本外科

1994年毕业于吉林大学，获医学学士学位，毕业后工作于北京协和医院基本外科。1999年和2002年中国协和医科大学（现北京协和医学院——清华大学医学部）分别攻读硕士和博士学位，师从我国著名的胰腺外科专家、中国科学院院士赵玉沛教授。2005年获医学博士学位。2010年在美国斯坦福大学医学中心学习肝胆胰外科。2012年晋升为主任医师。以第一作者和通讯作者在多种核心期刊中发表文章30余篇，被SCI录取近20篇。擅长普通外科手术，熟练掌握腹腔镜手术技术，包括腹腔镜下肝胆胰脾手术及胃肠外科手术；擅长各种复杂腹膜后肿瘤的手术治疗；擅长甲状腺肿瘤及复杂甲状腺疾病的外科治疗。目前兼任中国医师协会外科医师分会胆道外科医师委员会委员、慢病防控委员会常委、中华外科青年医师学术研究社胆道研究组委员、中国医疗保健国际交流促进会神经内分泌肿瘤分会委员、中国医师协会微无创医学专业委员会委员、白求恩医学专家委员会肝胆胰外科分会秘书长。

译者（以姓氏笔画为序）：

刘寒 博士，副主任医师

复旦大学附属中山医院普外科

2012年起专门从事胆道外科工作，擅长普通外科各种疾病的诊断和治疗，尤其是胆道良、恶性疾病（胆囊结石、胆囊息肉、肝内外胆管结石、胆囊癌、肝胆管良恶性肿瘤、胆总管囊肿、胆管损伤等）的手术及微创治疗。年手术量达500余台。参与国家自然科学基金3项，参与市科委基金多项。近5年发表论文多篇（核心期刊），其中被SCI收录十余篇，另外，还担任数本杂志特约编辑。

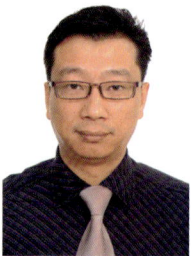

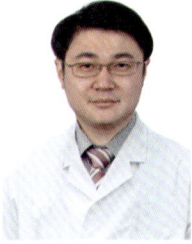

江永强 副主任医师

淮南东方医院集团董事，淮南东方医院集团总院常务副院长兼普外科主任

中华医师协会结直肠肿瘤专业委员会早诊早治专委会委员、安徽省中华医学会外科分会腔镜内镜学组委员、胃肠外科学组委员、中国医师协会安徽分会外科学分会委员、中华医学会安徽分会肿瘤学分会委员、安徽省消化内镜分会ERCP学组委员、华东地区微创外科医师联盟委员、安徽省全科医学会胃肠与肝胆胰专业委员会委员，担任《中华疝和腹壁外科杂志》特约编委。主要研究方向为腔镜内镜下肝胆胰、胃肠疾病的诊疗。先后承担省部级科研项目1项，市级科研项目8项，发表论文十余篇，其主持开展的《"两镜"及"三镜"联合治疗胆囊合并胆总管结石的临床应用研究》荣获淮南市科技进步二等奖。

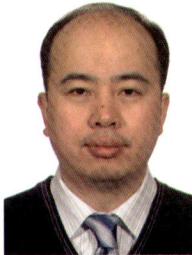

吴文川 副教授，副主任医师

复旦大学附属中山医院硕士生导师
复旦大学附属中山医院胰腺外科副主任

中国医师协会胰腺病学专委会青年委员会副主委，中国研究型医院学会加速康复外科专业委员会委员、青年委员会副主委，上海市医学会普外科专业分会青年委员会副主委、胰腺外科学组组员，中青研社胰腺外科学组核心组员。主要研究方向为胰腺癌的临床与基础研究。先后以项目负责人承担国家自然科学基金2项，省部级课题5项，并作为骨干参与多项国家及省部级课题的研究工作。已发表文章50余篇，其中被SCI收录11篇，参编专著5篇。获"第29届上海市优秀选拔赛"铜奖、中山医院临床新技术应用推广奖2项、上海市浦江人才计划资助、"十佳青年研究生导师"。

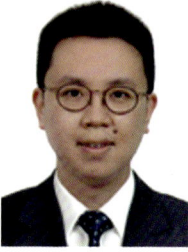

沈亚星 主治医师

复旦大学附属中山医院

美国胸外科协会（American Association for Thoracic Surgery，AATS）Graham fellow，美国胸外科医师协会（Society of Thoracic Surgeons，STS）国际会员、欧洲胸外科医师协会（European Society of Thoracic Surgeons，ESTS）会员、AME journal club committee member。担任《胸部疾病杂志》（*Journal of Thoracic Disease*，SCI 收录）Section Editor、《可视手术杂志》（*Journal of Visualized Surgery*）Associate Editor。以第一作者完成并在 *Annals of Thoracic Surgery*（*ATS*）、*Journal of Thoracic and Cardiovascular Surgery*（*JTCVS*）等胸外科著名 SCI 期刊上发表论文9篇。2012、2013、2014 年先后获邀参加国际学术交流5次，其中受邀出席世界顶尖胸外科学术会议美国胸科医师协会（American College of Chest Physicians，ACCP）、美国胸外科协会（AATS）、欧洲胸外科医师协会（ESTS）、美国胸外科医师协会（STS）大会发言各1次。主持国家青年自然科学基金1项（批准号：81400681），参与国家自然科学基金（2014年）、上海市科委（2012年）及上海市卫生局研究（2012年）项目各1项。

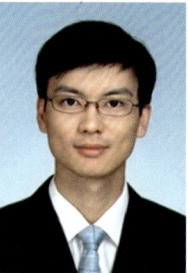

沈盛 博士，主治医师

复旦大学附属中山医院普外科

主攻胆道外科。主要研究方向为胆道肿瘤的综合治疗以及胆道外科微创技术。作为骨干完成国家自然科学基金2项，目前在研2项。已发表胆道相关文章十余篇。

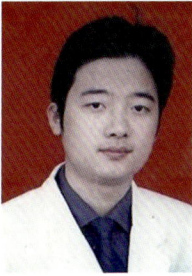

颜亚奇 副主任医师

安徽理工大学医学院副教授，安徽淮南新华医疗集团新华医院普外科副主任，肝胆胰外科主任

中国医师协会肛肠医师分会腹膜后疾病专业委员会委员，中国研究型学会腹膜后与盆底疾病专业委员会委员。主要研究方向为肝胆胰疾病的外科诊治。先后以项目负责人承担省市级课题3项，并作为骨干参与多项省部级及市级课题的研究工作，已在国家级杂志及核心期刊发表论文8篇。

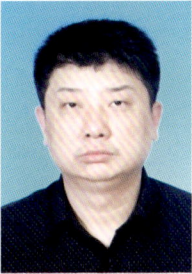

倪晓凌 副主任医师

复旦大学中山医院普外科

中华医学会上海市胆道外科分会委员。擅长胆道良、恶性疾病的诊治以及胆囊疾病的微创治疗，门脉高压食道胃底静脉曲张、脾脏肿瘤的外科手术治疗。1995年毕业于原上海医科大学临床医学系，2003年获外科学博士学位，2011—2012年赴美国Texas Medical Center进修学习。参加完成上海市自然科学基金2项，主持完成上海市科委基金项目1项。在国内核心期刊发表文章20余篇，以第一作者或通讯作者发表SCI论文十余篇。参加编写《外科手术并发症预防和处理》《实用外科学（第4版）》《危重病手册》《临床药物使用手册》等。

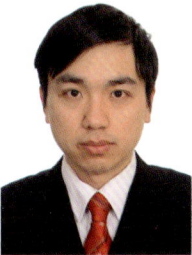

徐凯 硕士，主治医师

复旦大学附属中山医院妇产科

毕业于复旦大学上海医学院临床医学专业。擅长妇科常见疾病的微创诊治，擅长各类腹腔镜、宫腔镜手术，开设了宫腔镜专病门诊。

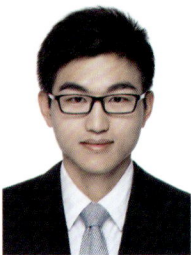

浦宁 博士研究生

复旦大学附属中山医院普外科

主要研究方向为胰腺癌的基础与临床研究。作为成员参与多项国家及省部级课题的研究工作,已发表文章4篇,其中被SCI收录2篇。

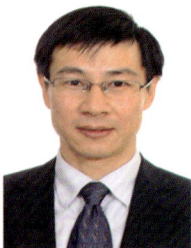

蒋伟 博士,副主任医师

复旦大学附属中山医院

上海市抗癌协会胸部肿瘤专业委员会青年委员、中国医师协会胸外科分会青年委员、卫计委住院医师规范化培训考核专家委员会委员。擅长胸腔镜肺叶切除、肺段切除、全胸腺切除术等各类胸外科微创手术。参与编写《胸部重症监护与治疗》《慢性阻塞性肺疾病》及《实用外科学》等书。参加欧洲普胸外科年会并大会发言。发表论文50余篇,其中SCI论文10余篇。

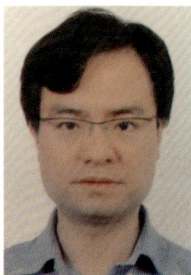

薛亮 医学博士,主治医师

复旦大学附属中山医院胸外科

从事临床和临床教学工作多年,研究方向为胸外科微创手术和胸部肿瘤。发表论文多篇,其中被SCI收录6篇,多次参加欧洲胸外科年会及胸心血管外科年会并获大会发言。

Editors

Hitendra R.H. Patel, MD, PhD
Department of Urology and Endocrine
Surgery, University Hospital North
Norway
Tromsø
Norway

Jean V. Joseph, M.D., MBA
Department of Urology
University of Rochester Medical Center
for Robotic Surgery and Innovation
Rochester
New York
USA

Contributors

**Waleed Al-Singary, Dip(Urol),
MPhil, FEB(Urol), FRCS(Urol)**
Western Sussex Hospital NHS Trust,
Sussex Medical Center, Worthing, West
Sussex, Brighton, UK
Llandough Hospital, Cardiff, UK
Nottingham City Hospital,
Nottingham, UK
Benenden Hospital, Kent, UK

**Sonal Arora, B.Sc.(hons), MBBS,
MRCS**
Departments of Surgery and Cancer,
Imperial College, London, UK

Knut Magne Augestad, M.D.
Norwegian Center of Telemedicine,
University Hospital North Norway,
Tromsø, Norway

Johan G. Bellika, Ph.D.
Medical Informatics & Telemedicine
Group, Department of Computer
Science, University of Tromsø, Tromsø,
Norway

Amina A. Bouhelal, MBBS, M.Sc.
London Surgical Academy, Cancer
Institute, Barts and The London
School of Medicine and Dentistry,
London, UK

Taridzo Chomutare, M.Sc.
Norwegian Centre for Integrated Care
& Telemedicine, University Hospital of
North Norway, Tromsø, Norway

**Conor P. Delaney, MB, MCh, Ph.D.,
FRCSI, FACS, FASCRS**
Division of Colorectal Surgery,
Department of Surgery, University
Hospitals Case Medical Center, Case
Western Reserve University, Cleveland,
OH, USA

**Simon S. Fleming, MBBS(Lond),
MRCS(Eng), M.Sc.(Surg)**
Queen Mary University of London,
London, UK
Barts & The London Medical School
and NHS Trust, London, Great
Britain, UK

Thomas Frede, M.D.
Department of Urology, Helios
Kliniken, Muellheim, Germany

Marcel Hruza, M.D.
Department of Urology, SLK-Kliniken
Heilbronn GmbH, Heilbronn,
Germany

**Roger Kneebone, Ph.D., FRCS,
FrCGP**
Departments of Surgery and Cancer,
Imperial College, London, UK

**Narinderjit Singh Kullar, MBBS,
M.Sc.(MedEd), MRCS**
Department of Urology and Endocrine
Surgery, University Hospital North
Norway, Breivika, Tromsø, Norway

**Rolv-Ole Lindsetmo, M.D.,
Ph.D., MPH**
Department of Gastrointestinal
Surgery, University Hospital North
Norway, Tromsø, Norway

Steven M. Lucas, M.D.
Department of Urology, Indiana
University, Indianapolis, IN, USA

Salvatore Micali, M.D.
Policlinico de Modena, University of
Modena & Reggio Emilia, Modena,
Italy

**Mobile Medical Mentor (M3)
Project Group**

Stig Müller, M.D., Ph.D.
Department of Urology and Endocrine
Surgery, University Hospital North
Norway, Breivika, Tromsø, Norway

**Bijendra Patel, MBBS, MS,
FRCS(Ed), FRCS(Gen.Surg)**
Department of Upper GI Surgery,
Barts Cancer Institute and Royal
London Hospital, Queen Mary
University of London, Barbican,
London, UK

Hitendra R. H. Patel, MD, PhD
Department of Urology and Endocrine
Surgery, University Hospital North
Norway, Breivika, Tromsø, Norway

Jens J. Rassweiler, M.D.
Department of Urology, SLK-Kliniken
Heilbronn GmbH, Heilbronn,
Germany

**John-Joe Reilly, B.Sc.(Hons),
GiBiol, Ph.D., DIC,
BMedSci(Hons), BM, BS**
Academic Department of Military
Surgery and Trauma, Royal Centre for
Defense Medicine, University Hospital
Birmingham, Birmingham, UK

Chandru P. Sundaram, M.D.
Department of Urology, Indiana
University, Indianapolis, IN, USA

**Shabnam Undre, MBBS,
FRCS, Ph.D.**
Departments of Surgery and Cancer,
Imperial College, London, UK

Andrius Budrionis, M.Sc.
Norwegian Centre for Integrated Care
and Telemedicine, Tromsø, Norway
Department of Computer Science,
North Carolina State University, USA

主审：

楼文晖

医学博士，教授，主任医师，复旦大学附属中山医院胰腺外科

主译：

锁涛

医学博士，副主任医师，复旦大学附属中山医院普外科胆道外科

李秉璐

教授，主任医师，北京协和医院基本外科

译者（以姓氏笔画为序）：

刘寒
博士，副主任医师，复旦大学附属中山医院普外科

江永强
副主任医师，淮南东方医院集团总院常务副院长兼普外科主任

吴文川
副教授，副主任医师，复旦大学附属中山医院胰腺外科

沈亚星
主治医师，复旦大学附属中山医院

沈盛
博士，主治医师，复旦大学附属中山医院普外科

顾亚奇
副主任医师，安徽淮南新华医疗集团新华医院普外科

倪晓凌
副主任医师，复旦大学中山医院普外科

徐凯
硕士，主治医师，复旦大学附属中山医院妇产科

浦宁
博士研究生，复旦大学附属中山医院普外科

蒋伟
博士，副主任医师，复旦大学附属中山医院

薛亮
医学博士，主治医师，复旦大学附属中山医院胸外科

AME 学术盛宴系列图书序言

这个系列图书具有几大特色：其一，这个系列图书来自Springer，Elsevier，Wolters Kluwer，OUP，CUP，JBL，TFG等各大出版社，既有一些"经典图书"，也有一些实用性较强的"流行图书"，覆盖面甚广；其二，这个系列图书的翻译工作，都是基于"AME认领系统"，我们花费近1年时间，开发了这套"认领系统"，类似出版界的"Uber/滴滴"，成功地对接了图书编辑、译者和审校者之间的需求。一般情况下，我们发布一本书的目录等信息之后，48小时内该书的翻译任务就会被AME注册会员一抢而空——在线完成译者招募和审校等工作，参与翻译和校对工作的人员来自国内众多单位，可谓"智力众筹"；其三，整个翻译、审校、编辑和出版过程，坚持"品书"与"评书"相结合，在翻译的同时，我们邀请国内外专家对图书进行"点评"，撰写"Book Review"，一方面刊登在我们旗下的杂志上，另一方面将其翻译成中文，纳入本书中文版，试图从多个角度去解读某本图书，给读者以启迪。所以，将这个系列图书取名为"学术盛宴"，应该不足为过。

虽然鲍鱼、鱼翅等营养价值较高，但是并非适合所有人，犹如餐宴一样，享受学术之宴也很有一番讲究。

与大家分享一个真实的故事。有一天，南京一家知名上市公司的总裁盛情邀请我参加一个晚宴。

席间，他问了我一个问题："国外的医术是不是比中国先进？瑞士的干细胞疗法是不是很神奇？"

因为我没有接受过瑞士的干细胞治疗，所以，对此没有话语权，我个人对这个疗法的认识仅限于"一纸"——只是有几次在航空杂志上看到过相关的"一纸"广告。

正当我准备回答他的时候，他进一步解释："上个月，我的一位好朋友就坐在你今天这个座位，他已超过50岁，但是，看起来很年轻，因为他去瑞士接受过干细胞治疗……"

"您的这位朋友，他的心态是不是很平和？他的家庭是不是很幸福？他的爱情是不是很美满？"我反问了几个问题。

他毫不犹豫地回答："是的。"

"他的外表看起来很年轻，可能是由于接受干细胞治疗这个因素导致的，更可能是干细胞治疗、家庭、爱情、事业等多个因素共同作用所造成的。"听完我的回答，这位优秀的总裁先生好像有所感悟，沉默了片刻。

　　虽然这个系列图书，从筛选图书，到翻译和校对，再到出版，所有环节层层把关，但是，我们仍无法保证其内容一定就适合您。希望您在阅读这个系列图书的过程中，能够时刻保持清醒的头脑、敏捷的思维和独立的思考，去其糟粕，取其精华，通过不断学习消化和吸收合适的营养，从而提高和超越自我的知识结构。

　　开卷有益，思考无价，是为序。

汪道远

AME出版社社长

中文版序

作为外科医生，如果正好在机场候机到飞机起飞的这个时间段读到《腹腔镜手术和机器人外科的模拟培训》的第一章："从航空业得到的启发：外科手术安全核查表"，一定会更加认同机组人员在飞机起飞前进行的一系列规范流程，也会从内心里更容易接受外科手术核查表的使用。机组人员在起飞前一遍一遍播放的安全须知视频和示范救生衣如何使用的视频、飞机关闭舱门前后和即将起飞时的广播播报以及口头核对确认……这些不厌其烦的重复动作，不光有着深刻的意义，而且是在航空业经历惨痛教训后才形成的必要流程，即使乘客觉得厌烦也必须强制执行。而同航空业一样直面生命之重的外科手术，若能形成一套安全的操作流程，并进行高效的团队协作训练，对于保证手术质量和医疗安全来说，其意义不言而喻。

现代医学，尤其是现代外科学的发展日新月异。无论是国内还是国外，外科领域的新知识、新技能已经有了很大进展。年轻的外科医生要想快速地成长起来，跟上现代医学发展的脚步，必须随时掌握最新的外科学技能，才能早日成为一名德才兼备的外科超人，而本书正是一本特别好的教材。

在过去的30年中，我们可以从腹腔镜手术的普及应用一窥微创外科的蓬勃发展态势。微创外科已经使传统的外科手术方式发生了革命性的改变。被定义为"视觉外科"的腹腔镜手术和机器人外科的学习与培训也与传统的开放手术有着显著区别。一名没有经过系统、合格的腹腔镜手术培训的外科医生，要想直接从开放手术过渡到微创手术领域，恐怕有着很大的潜在风险。这种风险不仅体现在手术本身无法顺利完成，更是体现在因为操作不规范而导致术后严重并发症的发生率大大增加。模拟医学的发展应用正好迎合了这个需求，通过无伤害的反复模拟训练，能够让学员平稳地度过学习曲线早期的高风险阶段。在医学的其他领域，如严重创伤急救、灾害医疗救援等突发情况的应对模拟训练，同样能够达到降低伤害、提高救治率的目的。

本书重点介绍了模拟培训。模拟培训已经普遍应用于很多非医疗领域中，而在医疗和外科培训教育中模拟培训的价值也已得到了充分体现，很有希望引领医疗和外科手术领域的革新。在模拟培训提供的平台上，外科医生和医疗团队能够在安全、无压力的环境中，演练、学习、提高和巩固手术技能。

"运动员正式比赛前要热身，音乐家也需要一次次彩排练习以达到最佳状态。那么，外科医生呢？"

这一问，已经深深地印在我的脑海里。

本书的译者是一群对外科技能培训有浓厚兴趣、对医学教育未来充满期待的年轻医生。祝愿他们以此书的出版为起点，给中国外科领域技能培训带来新的气象。我愿意将此书推荐给刚刚成为外科医生的年轻人，以及想进一步提高外科技能的高年资医生。

赵玉沛
北京协和医院院长、中国科学院院士、中国科协副主席
中华医学会常务副会长、外科学分会主任委员

英文版序

　　微创手术包括传统的腹腔镜手术、单孔入路手术和机器人手术，目前已经占据现代临床实践的中心舞台。随着技术的不断进步，当今的外科医生仍然需要不断地接受培训。外科医生应秉持"学无止境"的理念不断地学习与积累经验，从而有益于自我完善和患者诊疗。

　　模拟训练中的实体模拟和虚拟现实模拟能够让外科医生在一个安全、无压力的环境中进行演练和学习，以维持或者提高他们的技能。

　　腹腔镜手术和机器人外科的模拟训练是针对外科新技术的最新教育与学习的方法。本书由国际专家团队撰写，图文并茂地阐述了技术能力和非技术能力训练、模拟训练等方面的问题。

　　楼文晖教授、锁涛教授和李秉璐教授秉承了原著中有价值的关于外科教育的核心内容，出色地翻译了《腹腔镜和机器人外科的模拟训练》一书。

　　本书将能为有兴趣致力于提高自身技艺的外科医生和住院医师提供帮助，并起到重要辅助培训的作用。

Professor Hitendra R.H. Patel,
BMSc.Hons, MBChB, MRCS, PhD, FRCS(Urol), FRCS(Eng)
Professor of Robotic & Laparoscopic Surgery and Urology
University Hospital, North Norway, Tromso, Norway
Website: www.hrhpatel.org

译者：刘序，解放军三〇三医院普通外科
审校：刘越，哈尔滨医科大学附属第一医院心内科

前言（一）

感谢编者将腹腔镜手术和机器人外科的模拟培训方面最新的理念和证据汇聚在此，这些内容都来自这一新兴领域出类拔萃的专家学者们。本书组织结构合理，每一章由摘要和关键词起始，同时在要点部分提示读者接下来将要学习的内容。本书中丰富的引用内容，除了来自于传统印刷出版物以外，还来自许多很有帮助的网站。

本书从航空业核查表切入。航空业在引入了基本风险核查表和团队合作训练后，避免了许多事故的发生，从某种意义上说，此举也拯救了无数生命，是安全实践工作的典型。随后的章节介绍了关注人为因素、非技术能力的重要性以及腹腔镜、机器人和微创手术培训的现状。此外，本书还讨论了虚拟现实模拟技术在增强立体视觉和高保真度触觉方面所扮演的角色。部分外科手术领域的最新进展来自于战地救护的经验总结，而战地创伤急救模拟培训方面的一些新理念也在本书中得以分享。最后，本书分析了远程教学、多媒体、网络学习和远程辅导的价值，这些形式尤其适合即将参加外科培训的"Z世代"年轻医生。

本书能够为外科医生提供最新的关于外科模拟培训的专业内容，尤其是在腹腔镜手术和机器人外科方面，是一本优秀的读本。目前，外科培训联合委员会，代表4家英国和爱尔兰的外科皇家学院，正在着手调查学员对院际间外科模拟培训课程设置的需求，医学院和许多其他的培训机构也正努力跟上这一领域技术发展的脚步，积极提供模拟课程以满足大家的需求。本书配合这些机构的努力，给出了大量证据表明这种新兴课程在教学中发挥了重要作用，以表达对外科模拟培训的支持。模拟培训已经成为外科培训中至关重要的一个组成部分，"看一步，做一步"正在被"多次模拟再行实践"代替。目前，模拟培训已开始在医生选择和评价过程中占有了一席之地。我衷心地向现在的老师和学员们推荐这本书。

Professor Mike Larvin

England

前言（二）

如果在进行外科手术操作前，每一位外科医生都要例行和手术团队进行预热或彩排，就像运动员和音乐家在比赛和演出之前那样，这将是怎样的操作体验呢？但我们现在只能猜测，这个过程能够对手术团队的默契度、外科医生对手术过程的熟悉度、手术预后以及患者的整体体验发挥怎样的作用。

为了最大限度地提供优质、安全的医疗服务，坚守"不伤害"的誓言，我们要尽可能地减少手术中的干扰和变数，因为这些因素会影响一台外科手术的质量。在模拟培训提供的平台上，外科医生或医疗团队能够在安全、无压力的环境中，实际操作、学习、提高和巩固手术技能。目前模拟培训已经大量应用于非医疗领域，而其价值也已在医疗和外科培训教育中脱颖而出，很可能引领医疗和外科手术领域的革新。

希望本书能为对外科培训或教育领域有兴趣者，打开一扇了解模拟培训的窗口。外科手术方面最新的进展是微创手术，因此这本书将以微创手术，尤其是机器人手术方面的巨大进展为例，展开具体的介绍。书中为读者展示了伦敦玛丽女王大学和伦敦帝国理工学院培训外科医生的各种方法。在"创伤外科模拟器在战地外科中应用的经验总结"一章中，一些最前沿的要点是对2005年7月7日伦敦地铁爆炸事件处理经验的总结，虽然值得庆幸的是类似事件极为罕见，但这些要点却强调了模拟培训的重要性，凸显了模拟培训的价值所在。

之后，让我们将目光转向整个欧洲，通过现代专业手术的创新者——图宾根大学，来了解微创外科培训发展的历史进程。历史通常会告诉我们没有什么是前所未有的。往往看似巨大的改变，其实根本点是相同的。一般认为，现代化的模拟培训需要植根于科技的发展，如计算机模拟器。美国印第安纳大学已经利用一套机器人模拟培训系统完成了一项研究，这套系统的销量远远超过世界上其他同类系统。事实上，这套系统的设计过程本身就是基于模拟培训和学习形式的。

这让我们了解到了一个重要信息，模拟培训在航空业被发展到了极致。通过世界卫生组织的推荐，外科手术安全核查表已在全球许多医院被强制使用；但是医疗机构中对团队合作培训（另一有效的人为因素培训）的重视仍然不够。为此，本书介绍了北挪威大学在非技术能力方面的培训经验。

北挪威大学国际远程医学中心一直致力于相关的继续教育，通过启动学习（initiation learning）或监督考试（proctoring），进行模拟培训和关键的辅导。这是一项鼓舞人心的课程，在最近已经有了巨大进展。备受关注的是，外科医生或手术团队可以将便携式学习系统作为"辅助备忘录（aide memoir）"甚至核心学习工具（core-learning tool）。我们认为，这一系统最终会成为未来的医生和患者进行学习或传授医学知识的工具。

Hitendra R.H. Patel

Tromsø, Norway

Jean V. Joseph

Rochester, NY, USA

Acknowledgement
致谢

To the wonderful support from the Springer team.

向Springer出版社合作团队出色的支持工作致以诚挚的谢意!

致谢

感谢张光金老师、须国融老师、谢倩老师在本书的翻译过程中给予的大力支持和帮助。尤其要感谢张笋对本书出版所付出的努力。还要感谢纪静文和樊博伟的辛勤劳动。

目　录

第一章　从航空业得到的启发：手术安全核查表

Stig Müller and Hitendra R. H. Patel

摘要：航空业中，核查表是安全和质量控制的基础。这一概念自1935年的一场灾难性事故后发展起来，如今核查表已经成为飞行和飞机日常维护的一个常规工具，用于防范人为失误导致的事故。其他一些高风险行业，如核工业和石油开采，也使用了核查表制度以提高安全性。最近，世界卫生组织（World Health Organization，WHO）引入的手术安全核查表，能够减少围术期的死亡率和并发症的发生率，因此手术安全核查表的使用范围在全球进一步扩大。事实上，许多医院多年前就已经开始采用术前安全核查表了，因此一些批评者把WHO的核查表比作"皇帝的新衣"。但是，WHO手术安全核查表良好的初步结果能够引导外科医生将该核查表作为医疗安全的质控工具，形成以安全为导向的医疗环境。

关键词：WHO手术安全核查表；手术安全性；波音公司B-17；飞行训练质量控制

要点

❖ 最早的核查表制度源于一场灾难性事故。
❖ 核查表的出现成功挽回了一款可能被否决掉的原型机，该机型后来获得了巨大成功，成为经典。
❖ 核查表可以被用于培训。

❖ 核查表改进了急诊医学的反应模式。

❖ 满负荷工作可导致人为失误。

❖ 核查表是质量控制的工具。

❖ 核查表制度已经被用于某些医疗领域。

❖ 使用核查表能够避免人为失误，改善外科手术质量。

❖ WHO 外科手术安全核查表可增进团队交流和合作。

❖ 过度依赖核查表对医疗安全反而有害。

1935年，美国空军对重型轰炸机的选择进入最终评测阶段。在初步测评中，波音公司提交了一款原型机——Model 299，它的性能明显优于其他竞争对手。1935年10月30日，它在俄亥俄州莱特机场进行了首次试飞，由于其优异的性能，这次试飞也被看做正式飞行。

然而正常起飞后不久，飞机突然失去控制，开始向一侧机翼倾斜，并急速撞击地面起火。试飞员从残骸中被拖出来不久，就重伤不治身亡。究竟是什么原因导致了这场事故？随后的调查得出的结论将矛头指向了人为失误：当天值飞的试飞员并不熟悉这架原型机，而且是第一次驾驶，因而忘记将升降舵解锁（升降舵可以控制飞机的俯仰）。这一人为失误直接导致飞机出现了无法控制的迫降。值得注意的是，虽然试飞时波音的主试飞员和技师都在现场，却仍然没能避免坠机的发生。当时的舆论称Model 299 "操作太过复杂，超出了一名飞行员的控制能力"。虽然波音公司没能拿到主合同，但由于Model 299优异的性能，军方还是购买了12架该型机。1937年8月，这批飞机交付给了弗吉尼亚州兰利机场的第二轰炸编队。该批飞机的所有相关飞行都由波音公司、美国国会和军方密切监控。事故发生后，一些飞行员开始讨论是否有一种 "确保所有必要操作到位，不会遗漏重要事项" 的万全之策，飞行核查表由此应运而生。最初的核查表分为从起飞到着陆的不同阶段。这些核查表被用于飞行后，再也没有发生过试飞中导致坠机的同样失误。事实上，这12架飞机无重大事故飞行了180万英里。最终，Model 299原型机被命名为B-17战斗机，号称 "飞行堡垒"，在军队和商业运输领域发挥了重大作用，直至20世纪60年代才退出历史舞台[1]。

75年后的今天，核查表已经广泛应用于飞行操作、飞机维护和人为因素培训，成为航空业飞行质量保证和安全飞行的基础[2]。

最近，WHO将外科手术安全核查表引入了外科手术安全指南。一项国际多中心的研究结果表明，核查表的应用降低了外科患者的死亡率和术后并发症的发生率[3]。手术安全核查表的19项条目确保了手术基本信息，如患者的身份验证、手术类型和风险（如预估的失血）以及其他相关因素（如过敏）能够得到治疗团队的注意。另外，手术设备和麻醉事项也被囊括在内。手术室内所有成员的身份介绍也会与这一过程同步进行，以增进团队成员之间的了解。手术安全核查表可以最大程度地预防人为失误，就像在B-17战斗机之后的飞行中，核查表的应用防止了灾难性人为失误的重复发生。而良好的团队交流能够提高手术过程中遇到意外情况时整体的反应能力。

在正式使用手术安全核查表之前，应该在模拟环境中对核查表的使用方法进行培训。在简单了解情况后，团队先通过现场观察核查表执行或观看短片的方式，了解使用核查表的注意事项。然后在团队成员间进行核查表上的问答，并且这一过程随时会被打断和盘问。最好能有两个团队平行培训，互相观察对方的核查表核查练习并参与到盘问中。由于这一模式可以重复插入盘问式的练习和充分聚焦团队注意力，目前已经被广泛用于全球的手术安全核查表应用培训中。

我们目前还不清楚究竟是手术安全核查表的哪一部分发挥了降低患者死亡率和并发症发生率的作用，但对各个大洲不同地区的调查结果均显示，使用核查表后有显著获益。但是，由于研究设计的缺陷和可能的霍桑效应[1]导致的结果偏差，结果是否真正具有显著性差异还有待证实[4]。

不管怎么说，手术安全核查表显然满足了需求——预防可以避免的人为失误。源于航空业波音原型机Model 299的真实的教训而引入的航空核查表，已被证实是有效的。

在航空业，核查表的应用从最初目的"确保没有事项被遗漏"，发展为现在的质量控制工具，被广泛应用于飞行操作、飞机维护和维修、飞行员培训以及技术人员和机组成员的人为因素培训等方面。飞行和外科手术有不少相似之处，这也是核查表能够扩展到外科领域的重要原因。手术安全核查表类似于飞行前（签到和超时）和飞行后（签出）核查表的结合（表1-1）。

核查表也可用于飞行员培训中，如标准化的操作过程和遭遇意外情况时的反应模式训练。意外情况核查表（表1-2）培训，旨在训练飞行员形成舱内安全反应模式。核查表使用训练应在一个安全的环境（如模拟器）中进行，让学员准备好如何在真正的飞行中处理紧急状况。反应模式是指处理紧急情况时一系列根据重要性排序的行动和/或项目，需要逐一核查。一旦技术故障被识别，就可以根据针对该特定问题的核查表行动。

原则上，由某个故障或事件触发的反应或行动程序，应包含紧急情况下的所有必要步骤。比如创伤急救中，对重伤的患者需要快速作出的所有评估和决策。而很多复杂病例，患者的症状可能会是"病情太复杂，超出了一名外科医生的处理能力"。高级创伤生命支持（Advanced Trauma Life Support，ATLS®）概念类似于一种紧急核查表，这个行为模式是根据决定结果的各项因素综合考虑后预先设定好的[5]。另外，列于ATLS®中项目的缩写形式（ABCDE）也类似

---

① 译者注：霍桑效应是指观察对象意识到自己正在被别人观察后，具有改变自己行为的倾向。

表1-1　WHO引入的外科手术安全核查表

开始（诱导麻醉前）	手术位置是否标记/麻醉指征安全性检查完成，心电、血氧监护已使用且功能正常 患者体质特异性方面的危险因素： • 有无过敏 • 有无气道异常/吸气困难 • 有无>500 mL失血的风险（儿童为7 mL/kg）
暂停（皮肤切开前）	所有成员介绍自己的姓名和职责 确认患者身份、手术部位和手术类型 预见可能发生的严重事件 • 外科医生发言：可能发生的严重意外情况、手术时长、预估的失血 • 麻醉医生发言：是否存在患者体质特异性方面的疑虑 • 护理团队发言：是否确认已消毒，有无设备问题或相关问题 是否预防性使用抗生素 是否看过关键的影像学资料
结束（患者离开手术室前）确认患者身份、手术部位、手术过程和记录的是否一致	团队内口头确认： • 手术名称是否和记录一致 • 器械、海绵和针头等计数是否准确 • 标本是否贴标签（如果可用） • 是否存在任何需要记录的设备问题 外科医生、麻醉医生、护理团队陈述患者术后恢复和管理的关键问题

注：在手术流程的三个时间点，检查基本条目。可以适应当地根据需要调整基本条目。

表1-2　意外情况核查表

保持冷静，不要冲动：
　控制飞机，维持可控飞行——海拔、速度、高度
　导航，避开地面，离开恶劣天气带，检查燃油
　与机组成员和控制塔联系，他们可能提供帮助
　回顾已经采取的行动
　开始即刻的风险处理程序
DECIDE：
　D—发现
　收集事件事实和信息——哪些在工作，哪些无法工作
　E—预测
　预测和给出对事件的看法，以前有没有遇到过类似情况？考虑可能的解决方法
　C—选择
　选择最安全可行的解决方法
　I—确认
　确认选择最安全的必须执行的行动，以前操作过吗？期待的结果是什么
　D—执行
　行动，执行最安全的选择
　E—评估
　评估由于行动产生的变化，重新预测情况，如果必要调整计划
　综合考虑情况，如果发生较大改变，重新回到飞机意外情况核查表

注：改写自《飞行安全》"飞行人为因素的操作指南"欧洲顾问委员会基金会同意使用内容[2]。

于飞行员的意外情况核查表（DECIDE，表1-2），可以帮助记忆这些程序。正如航空业所发现的，人类的思维能力在紧急状态下毕竟是有限的。满任务负荷（task saturation）往往会导致事故，例如，意外情况或灾难的发生常常会扰乱常规思维，使得一些重要事项被忽略，导致事态恶化。外科医生在日常工作中，遇到意外和干扰时，常常会面临满任务负荷。

除了急诊和意外情况，核查表也适用于日常医疗工作。Dubose等在繁忙的ICU创伤病区采用了查房质量核查表（Quality Rounds Checklist，QRC）[6]。这份核查表一共包含16项条目，侧重于预防ICU并发症，如呼吸机相关性肺炎（Ventilator-associated pneumonia，VAP）、深静脉血栓、静脉导管炎症等。1年后，VAP的发生率下降了24%。日常使用QRC可达到预防并发症和提高效益成本比的作用。

总结来说，调整后的核查表已经应用在了医疗服务中，如旨在提高手术安全性的WHO外科手术安全核查表和其他几个方面的核查表。核查表的概念在医疗领域中同ATLS®系统一样还是个相对陌生的概念，但是航空业已经将核查表应用在了几乎所有的过程中，从飞行控制、飞机维护和人为因素训练，延伸至飞行训练。然而，核查表不能预防所有的人为失误或事故。实际上，过度依赖核查表反而会导致事故。1987年8月16日，西北航空公司的255航班在没有打开襟翼的情况下起飞。随后的调查发现，飞行员在执行起飞前核查表检查时多次被打断，导致襟翼没有打开。如果核查表条目太繁琐，就需要按顺序分为几个部分，以便于被打断后继续核查。

指南明确列出了如何设计一份合格的核查表（表1-3）。核查表作为质控工具，其格式和内容应该基于最近的事实，所以核查内容要经常审核和调整。实际上，WHO也鼓励有针对性地调整手术核查表。

WHO手术安全核查表是提高医疗安全的有效工具。尽管源于航空业，但是核查表制度同样适用于患者护理和外科医生培训等其他领域。

表1-3　核查表的结构设计

分组	同组内容属于共同的因素 每一个分组不要超过9个条目
流程	条目应有逻辑顺序
问答	每一部分的核查表应该由提问和回答结尾
近因	在列表开头列出最重要的条目（如，WHO外科手术安全核查表中的患者身份确认）
重复	重复重要条目确认是否完成（如，WHO外科手术安全核查表中的患者身份确认）
长度	尽量简短，但要能够满足需要

参考文献

[1] Schamel, J. How the pilot's checklist came about. 2009 07.05.2009 [cited 2010 22.02.10]; http://www.atchistory.org/History/checklst.htm]. Accessed 8 Aug 2011.

[2] Human Factors, O.S.D., Safety Regulation Group, Civil Aviation Authority UK, Aviation Maintenance Human Factors (JAA JAR145); 2002, Documedia Solutions Ltd, 37 Windsor Street, Cheltenham, Glos., GL52 2DG.

[3] Haynes AB, Weiser TG, Berry WR, et al. A surgical safety checklist to reduce morbidity and mortality in a global population. N Engl J Med. 2009; 360(5): 491-499.

[4] Latosinsky S, Thirlby R, Urbach D, et al. CAGS and ACS evidence based reviews in surgery. 32: Use of a surgical safety checklist to reduce morbidity and mortality. Can J Surg. 2010; 53(1): 64-66.

[5] Jayaraman S, Sethi D. Advanced trauma life support training for hospital staff. Cochrane Database Syst Rev. 2009; (2): CD004173.

[6] Dubose J, Teixeira PG, Inaba K, et al. Measurable outcomes of quality improvement using a daily quality rounds checklist: one-year analysis in a trauma intensive care unit with sustained ventilator-associated pneumonia reduction. J Trauma. 2010; 69(4): 855-860.

第二章 人为因素，非技术能力和外科培训

Stig Müller, Waleed Al-Singary, and Hitendra R. H. Patel

摘要：医疗服务领域和其他行业的专业化操作都会受到人为失误的影响。理解人为因素重要性的关键前提，是必须要承认人为失误是普遍存在和不可避免的。非技术能力（non-technical skills，NTS）能够影响操作质量，研究人员已经尝试量化这种能力。机组成员和飞机维护人员的培训经验表明，针对NTS的培训是完全可行的。目前已经明确了一些影响操作的消极因素。举例来说，尽管并未引起广泛重视，但压力和疲劳对外科医生的操作有负面影响。模拟环境中的NTS培训，可以将诸如压力等因素综合起来，通过这样的培训让外科医生从容面对患者治疗过程中的各种挑战，提高外科手术培训的整体效果。

关键词：非技术能力；人为因素；十二大危害；团队培训；压力

要点

- ❖ 人为失误是普遍存在和不可避免的。
- ❖ NTS 是专业化操作中的重要一环。
- ❖ "十二大危害"对人为操作有负面影响。
- ❖ 人为因素培训是航空业培训的基本组成部分。
- ❖ 外科手术中人为因素的重要性被低估了。
- ❖ 压力和疲劳对外科医生的技术水平有负面影响。
- ❖ NTS 不能从专业经验中直接获得。

❖ NTS 可以在模拟环境中进行训练。

❖ 现今外科操作要求高质量，其过程又不断复杂化，传统的师徒模式，已经不能满足上述要求。

❖ 需要能够将 NTS 融入模块化培训的新模式。

"非技术能力"是指经验丰富的职业人士所表现出的非凡认知水平和社交技巧。这些技巧不一定是刻意学来的，但却可以提升个人竞争力。NTS的定义暗示着它往往来自于丰富的经验，然而，在航空业和医疗培训的过程中却发现，专业经验并不能直接转化为NTS。NTS为何如此重要？又该如何通过培训提高医生的NTS呢？

首先，必须正视人为失误的存在和不可避免性。仅在美国，每年有数以万计的患者死于可预防的医疗事故。航空业很早以前就注意到，人为失误是造成机毁人亡的主要原因，大约占到75%。这一数据表明了降低人为失误的发生率的迫切需要。通过研究发现，主要人为失误有12种，被称为"十二大危害"（表2-1）。除了航空业，医疗服务领域同样存在着"十二大危害"。航空业管理部门已经发起行动，呼吁行业提高对影响飞行安全"十二大危害"的重视[1]。

同时，为了最小化人为失误导致的事故发生率，针对人为因素的培训在航空业已经展开。培训的主要目标是减少人为失误、提高技术能力，以及整体提高航空安全水平。实际上，人为因素培训已经成为航空维护的普遍要求[2]。

针对医务人员的人为因素培训旨在建立医疗安全意识，而对于机组人员的培训则更多聚焦在人际交流和团队合作上。过去十多年中发展起来的机组资源管理（crew resource management，CRM）已经成为飞行培训课程的组成部分[3]。为了评价飞行员的NTS和CRM能力，欧洲一些民航管理部门在1996年发起了一个项目，为NTS和CRM建立分级评价系统。详细的非技术能力评价体系（NOTECHS framework）建立了4种行为分类：合作；领导和管理；情况认知；决策。

表2-1 "十二大危害"即12种人为负面影响因素

注意力分散	缺乏团队合作
紧张	缺乏洞察力
疲劳	缺乏自信
压力	缺乏知识
自满	缺乏交流
准则	缺乏资源

上述分类被调整后可用于评价外科医生的NTS[4]。牛津非技术能力评价工具（Oxford NOTECHS Assessment Tool）将NTS的4种行为分类进行评级，以此量化团队合作程度。每一个分类都细分为更多具体的行为要素，并从"不合格"到"优秀"分为4级。这样一来，评级标准应用于临床治疗领域时，就更为可靠和有效[4]。除此之外，还有一个类似的麻醉医生非技术能力（anesthetists' non-technical skills，ANTS）评价系统。这一系统内的分类标准和每个分类下的分条目，是由麻醉医生和心理医生组成的团队，基于对一系列任务的分析，包括书面综述、观察、面谈、调查和事故分析等确定的。他们制定的4个主要的行为分类类似于非技术能力评价体系和牛津的非技术能力评价工具（表2-2）。

麻醉医生非技术能力（ANTS）评价系统已经在苏格兰的部分医院中应用，NTS也成为这些医院临床工作中的一个关注点。ANTS评价系统的使用，将NTS在不良事件中发挥的积极和消极的影响都列入了考虑范围，而且具体到哪一种行为能够影响甚至预防不良事件的发生。不仅如此，这些医院在应用ANTS评价系统后，进一步催生出了一种安全和质量至上的氛围。因此，ANTS的教育和培训，应当成为初级麻醉医生培训课程中的必修部分[5]。

尽管很早就有人提倡ANTS评价系统在全英国医院中的使用，但至今仍未付诸实施，部分原因是缺少积极推动这一进程的行动者。但是，与其只在临床推广ANTS评价系统，更有长远意义的是将NTS培训课程正式纳入专科医生、护士和其他医疗从业人员的临床培训中。基于由ANTS评价系统获得的经验，

表2-2 ANTS评价系统的基本要素[5]

类目	基本要素
任务管理	计划和准备 优先次序 提供和维持标准 发现和利用资源
团队合作	与团队成员之间合作行动 信息交换 威信和自信的作用 自我和团队能力的评估 互相支持
情况洞察	收集信息 理解和识别 预测
决策	确认 平衡风险和可选项 重新评价

平，因此NTS应该被包括在外科培训项目中。

开展外科培训工作面临着协调医生工作时间和高质量手术要求的双重挑战。传统的师徒模式（master-apprentice model）已经不能满足日益复杂精细的手术标准和年轻外科医生的需求。而模拟培训相对来说则是一种能够有效提高学习效率、缩短学习曲线的方法。此外，也有其他一些被证实有益的培训新理念。学习曲线常用来衡量学员需要多少培训课程量，才能熟练掌握复杂的腹腔镜手术技术。不过，达到熟练的必要练习次数并不能准确反映出该项操作的难度，或培训是否完全成功。因此，单纯达到必要练习次数的学员也不一定完全掌握了该操作。即便如此，欧洲各国还是对不同操作规定了一个相应的最少必要练习次数，并用此来评价外科医生水平。这一质量控制标准至少在一定程度上能够明确标准，用以区分某项操作是"新手"还是"专家"级别。但是其他一些因素，如前列腺切除术，患者的前列腺大小、临床肿瘤分期、组织学肿瘤负荷、盆腔并发症等都可以使手术更为复杂，增加操作技术上的挑战。

在术前进行外科手术风险因素的评估也可以使学员更有准备。因为这一步骤要求学员能够将手术操作拆解成分解的步骤和任务，进而更全面地掌握操作过程。学员可以单独操作根据不同的难度划分的子任务或分步骤，这就是模块培训原则。这种方法在前列腺根治术的培训中，已被证实是有效的。有趣的是，这种模块培训方法在不影响学习效果的同时，能够显著缩短学习曲线，提高效率[13-14]。

另一个被外科培训忽视的项目是自查自评（self-observation）。一般来说，学员的腹腔镜手术过程会有影像记录，用于自我评估，以利于提高培训效果（推荐和培训老师一起）。这一过程既可以在操作训练后直接进行，也可以延后进行。自查自评过程可以对学员起到激励作用，缩短学习曲线。但是，这一培训模式在实施时，必须要有专门的培训老师指导并安排汇报时间。

自我评估的原理应用很广泛，比如在航空业和运动领域，应用自我评估可以在模拟环境中提高训练水平。而外科学员通过录像自我评估，能够使腹腔镜下缝线技术得到显著提高。单一手术步骤或完整的手术过程培训都能应用这种方法。

总而言之，人为因素毋庸置疑会对患者的治疗过程产生影响，临床上，"十二大危害"也很容易识别。因此，NTS培训应该被纳入到临床培训中去。在模拟培训中融入NTS培训、压力管理以及决策能力训练将会大大提高外科培训质量。NTS培训也有助于营造安全至上的临床医疗意识。操作技能的模块培训在缩短学习曲线方面有着确切的作用。而且，还可以将模块培训扩展到术前任务分析、病例风险评估以及术后录像回顾中去。将这一系列培训内容的优势整合到一起，将形成更安全有效的培训理念。

参考文献

[1]　Dupont G. The dirty dozen errors in aviation maintenance. In: Meeting proceedings eleventh Federal Aviation Administration meeting on human factors issues in aircraft maintenance and inspection: human error in aviation maintenance, Washington, D.C.; 1997. p. 45-49.

[2]　Human Factors, OSD, Safety Regulation Group, Civil Aviation Authority UK, Aviation Maintenance Human Factors (JAA JAR145). 2002, Documedia Solutions Ltd, 37 Windsor Street, Cheltenham, Glos., GL52 2DG.

[3]　Helmreich RL, Merritt AC, Wilhelm JA. The evolution of Crew Resource Management training in commercial aviation. Int J Aviat Psychol. 1999; 9(1): 19-32.

[4]　Mishra A, Catchpole K, McCulloch P. The Oxford NOTECHS System: reliability and validity of a tool for measuring teamwork behavior in the operating theatre. Qual Saf Health Care. 2009; 18(2): 104-108.

[5]　Flin R, Patey R, Glavin R, Maran N. Anaesthetists' non-technical skills. Br J Anaesth. 2010; 105(1): 38-44.

[6]　Aggarwal R, Crochet P, Dias A, Misra A, Ziprin P, Darzi A. Development of a virtual reality training curriculum for laparoscopic cholecystectomy. Br J Surg. 2009; 96: 1086-1093.

[7]　Sexton JB, Thomas EJ, Helmreich RL. Error, stress, and teamwork in medicine and aviation: cross sectional surveys. BMJ. 2000; 320(7237): 745-749.

[8]　Gaba DM, Howard SK. Patient safety: fatigue among clinicians and the safety of patients. N Engl J Med. 2002; 347(16): 1249-1255.

[9]　Arora S, Sevdalis N, Nestel D, Woloshynowych M, Drazi A, Kneebone R. The impact of stress on surgical per-formance: a systematic review of the literature. Surgery. 2010; 147(3): 318-330, 330 e1-336.

[10]　Arora S, Sevdalis N, Aggarwal R, Srimanna P, Darzi A, Kneebone R. Stress impairs psychomotor performance in novice laparoscopic surgeons. Surg Endosc. 2010; 24(10): 2588-2593.

[11]　Andreatta PB, Hillard M, Krain LP. The impact of stress factors in simulation-based laparoscopic training. Surgery. 2010; 147(5): 631-639.

[12]　Wetzel CM, Black SA, Hanna GB, Athanasiou T, Kneebone RL, et al. The effects of stress and coping on surgical performance during simulations. Ann Surg. 2010; 251(1): 171-176.

[13]　Stolzenburg JU, Rabenalt R, Do M, Horn LC, Liatsikos EN. Modular training for residents with no prior experience with open pelvic surgery in endoscopic extraperitoneal radical prostatectomy. Eur Urol. 2006; 49(3): 491-498.

[14]　Ganzer R, Rabenalt R, Truss MC, Papadoukakis S, Do M, et al. Evaluation of complications in endoscopic ex-traperitoneal radical prostatectomy in a modular training programme: a multicentre experience. World J Urol. 2008; 26(6): 587-593.

第三章　腹腔镜手术和机器人外科现状

Jens J. Rassweiler, Marcel Hruza, Thomas Frede, and Salvatore Micali

摘要：近年来，外科领域的发展突飞猛进。目前，传统的腹腔镜手术由于费用相对不高而得到广泛应用。在高端医疗体系中，机器人手术和单孔腹腔镜手术正在引领外科手术领域的变革。在本章中，我们将探究这场变革的发展历史和现状。

关键词：机器人手术；腹腔镜手术；经自然腔道内镜手术（natural orifice transluminal endoscopic surgery，NOTES）；单孔腹腔镜手术（Laparo-Endoscopic single port surgery，LESS）；单孔

要点

- ❖ 腹腔镜手术已经在几乎所有的外科专科领域成为了金标准。
- ❖ 腹腔镜手术培训并非易事，因为存在明显的学习曲线。
- ❖ 机器人辅助的腹腔镜手术成本虽高但相对更容易掌握。
- ❖ 单孔腹腔镜手术新近出现，手术瘢痕小，但尚未能证实其相对于传统腹腔镜手术的优越性。
- ❖ 经自然腔道内镜手术有技术局限，但该领域进展迅速。
- ❖ 图像和定位引导下手术操作即将成为现实。

历史

20世纪90年代的两难困境

20世纪90年代初，腹腔镜手术就已经开始在部分泌尿系统疾病的治疗中替

代开放性手术（表3-1）。与腹腔镜胆囊切除术迅速成为标准术式不同，泌尿外科领域还没有典型、常见又易学的手术类型。例如腹腔镜精索静脉高位结扎术，虽然有着高达97%的成功率，但还是没有顺行或逆行栓塞疗法使用普遍。腹腔镜肾良性病变切除术的应用指征范围也比较小，非功能性肾盂积水和终末期肾结石的腹腔镜手术治疗在技术上还存在着很大的挑战。总而言之，那时候的腹腔镜手术是"英雄尚无用武之地"。

尽管如此，泌尿外科领域的先行者们还是证实了腹腔镜切除术和腹腔镜重建术都是可行的[1-27]。腹腔镜手术的实施要克服生理结构上的限制，尤其是内镜下缝合术，所以一些专家把目光聚焦在人体几何学和人体工程学对腔镜手术结果的影响上。基于这些情况，手术技术的第一个突破性进展就是分段

表3-1　泌尿外科腹腔镜手术历史

适应证	作者
隐睾症的诊断	Cortesi[1]
腹腔镜输尿管切开取石术	Wickham[2]
盆腔淋巴结清扫	Schüssler[3]
肾嗜酸细胞瘤的肾切除	Clayman[4]
肾癌根治性切除术	Coptcoat[5]
精索静脉高位结扎术	Donovan[7]
肾输尿管切除术	Clayman[6]
肾盂成形术	Kavoussi[8]
腹膜后淋巴结清扫	Hulbert[9]
回肠膀胱术	Kozminski[10]
肾盂切开取石术	Gaur[12]
根治性膀胱切除术	Puppo[13]
活体供肾切取术	Schulam[14]
根治性前列腺切除术	Schuessler[15]
保留肾单位手术	Janetschek[16]
机器人辅助腹腔镜根治性前列腺切除术（达芬奇手术机器人）	Abbou[20]
根治性膀胱切除术伴Mainz尿流改道术	Tuerk[22]
回肠原位新膀胱术	Gill[24]
LESS根治性肾切除术（经脐）	Kaouk[26]
NOTES根治性肾切除术（经阴道）	Box[27]

缝合训练。此后，欧洲的腹腔镜专家们最终克服技术挑战，成功进行了腹腔镜前列腺切除术加膀胱尿道吻合[28-31]，不过这一术式现在已经被美国的专家们淘汰了[32-35]。

泌尿外科腹腔镜手术进展

通过长期跟踪调查发现，腹腔镜手术和开放性手术进行根治性肾切除术或肾输尿管切除术对肾脏肿瘤的治疗预后基本相同[36-38]。因此，在2008年的欧洲泌尿外科学会（EAU）指南中，腹腔镜根治性肾切除术已被推荐为标准术式，腹腔镜肾上腺切除术的开展也是类似的情况，这一术式也同时在普外科医生中开展。但需要强调的是，目前泌尿外科领域尚未开展任何关于腹腔镜手术效果的前瞻性随机多中心临床研究，而腹腔镜结肠切除术的优越性却早已被普外科同行们证实[39]。

21世纪初就有医疗小组开展了腹腔镜根治性前列腺切除术[18,32,35]。到2004年，德国25%的前列腺根治术都通过腹腔镜施行[40-41]。但是，关于这一手术与标准的耻骨后开放性手术相比是否有明确的优势仍有争议[42-44]。目前能够公认的是手术成功最重要的因素还是外科医生本身的水平[44]。其他的腹腔镜重建手术，如肾盂成形术或阴道骶骨固定术也渐渐获得关注，一些医疗机构开始接诊有该类手术指征的转诊患者[45-47]。

机器人手术的革命

这次变革首先发生在欧洲，21世纪初，第一例达芬奇机器人辅助的腹腔镜根治性前列腺切除术获得成功[19-20,48-49]（表3-1）。但是，由于费用高昂，这例手术在欧洲并未引起太多关注。而且，因为种种客观原因，欧洲患者对这种手术也没有需求。然而在美国，达芬奇手术机器人成功施行根治性前列腺切除术后，在医疗市场引起的巨大反响却完全出乎意料。手术中，控制台手术臂的人体工程学设计已经显著改善，具备三维成像功能和7个自由度，使腹腔镜手术施行难度大大降低，甚至没有任何腹腔镜经验的外科医生也能够完成[50]。

在美国，医保报销并不是影响市场策略最重要的因素，而"机器人做手术"这一概念对患者有着很大的吸引力。基于这个大背景，到2009年，美国通过达芬奇手术机器人完成的根治性前列腺切除术占所有前列腺根治术的80%。另外，手术机器人在部分根治性肾切除术和肾盂成形术中的应用也不断增加[51]。然而，目前仍旧没有针对传统开放性手术与机器人辅助的腹腔镜手术之间差异性的随机对照研究。

在起步阶段，尤其是有传统腹腔镜手术经验的外科医生，在使用达芬奇手术系统时会遇到一些特殊的困难[49]。

放大解剖结构的辨认

腹腔镜医生遇到的第一个困难是辨认放大10倍的三维立体影像中的具体解剖结构（如：阴茎背静脉复合体、膀胱颈、输精管）。事实证明，使用多年传统二维图像后再适应这种新图像有很大难度。对小血管的辨认也同样存在困难。

缺乏触觉反馈

腹腔镜操作环境下缺乏触觉，使得手术操作难度增加。"标准"腹腔镜手术尽管只能提供微弱的触觉反馈，但通过培训和经验累积，手术医生们最终还是能够形成触觉经验，例如估计前列腺的形状、粘连的严重程度、缝线或打结的力度等。而达芬奇手术机器人却不能提供任何触觉反馈。对于这一点，外科医生只能通过更为立体的画面感（如观察组织的形变和缝线时增加的张力）来弥补触觉反馈的不足。随着操作经验的累积，医生在打结时还是能够估计出缝线的力度。毋庸置疑，没有触觉反馈的远距离手术操作是一项依靠视觉指引的外科新技能。这点显然会增加操作者手术时的心理压力。

外科医生和助手间的互动

复杂手术需要助手的参与。不同于腹腔镜根治性肾切除术和腹腔镜肾上腺切除术，靠一名外科医生不可能独立完成腹腔镜根治性前列腺切除术的所有步骤。手术过程需要分离腺体和附着组织，术中还要用到止血夹止血，有时还需要抽吸清理手术视野。所有这些辅助操作都要求由助手在复杂的人体体腔内环境中完成。

达芬奇手术机器人在人体工程学方面的优势

达芬奇手术系统中针对外科医生的人体工程学设计，是通过优化站位、机械臂功能、减震和同轴三维影像来实现的。值得一提的是，Berguer和Smith在使用没有7-DOF的ZEUS系统时发现，仅调节主刀医生座位并不能改善手术结果[52]。而且，达芬奇手术机器人手术系统，控制摄像头的是手术医生本人。因为缺乏触觉反馈，医生只能依赖视觉辅助完成操作（比如止血夹的放置）。某些特定步骤的操作体验甚至还不如传统的腹腔镜手术，因为机械臂会和助手的操作互相干扰。引入四号机械臂可以改善分离组织、暴露操作视野的过程，在一定程度上解决这一问题，但是与助手配合的问题仍没有太大改进。而且外科医生要同时操作5个踏板和2个手柄（额外加了第4个手臂），所面临的压力也不容小觑。

Kalloo等在动物模型上进行了经胃的肝组织活检和胆囊切除术后，NOTES得到了很大的发展[60]。随后的试验和临床报告包括胆囊切除术、输卵管结扎术、脾切除和阑尾切除手术。最佳入口的选择需要考虑下列因素：便于进入和吻合；是否有感染风险；与靶结构的位置关系（表3-4）。

经胃：在进镜入胃后，透光照射前腹壁，然后用针或针状刀穿破前腹壁，将导丝送入腹膜腔，再插入括约肌切开器，在胃上开口，与经皮内镜下胃造瘘术（percutaneous endoscopic gastrostomy，PEG）类似。胃切开吻合可用内镜夹或缝合器[54]。Kalloo等使用6只猪模型，评价了经胃肠进行的成功的腹腔镜检查、肝组织活检以及内镜夹胃吻合术等过程，并且在处死动物后检查腹腔菌群为阴性[60]。最近一篇综述报告了首例临床使用这项技术进行的阑尾切除术。

经阴道：用一个特殊的套管针将阴道后穹隆打开，直至道格拉斯窝，注射生理盐水，推入2.7 mm的内镜。

Gettman等报告了第一例经阴道的NOTES：在猪模型上进行了经阴道的肾切除手术[25]。现今，阴道是临床上最常用的NOTES入口，但因其易导致性交方面的问题，这一入路还有不少争议。

经结肠：进腹入口距离肛门15~20 mm。在腹腔内滴注无菌溶液后，插入一个特殊设计的导管（ISSA），通过结肠进入腹腔[61]。吻合工具包括内镜夹和缝合器。Pai等用猪模型做了经结肠的胆囊切除术，所有手术动物均存活，且没有感染表现[62]。但是，在实验动物解剖时发现腹腔脏器存在黏连以及微小脓肿。该入路还可进行远端胰腺切除以及后腹壁疝修补术[61]。

经膀胱：将一个弹性注射针从膀胱镜或输尿管镜的通道插入，在膀胱顶开孔。一个球囊扩张器顺着导丝扩张膀胱尿道。Lima等[63]在动物模型上进行了经

表3-4　不同的NOTES途径

所经腔道	评论
经胃	（＋）广为接受安全的方法，用于经皮胃镜下造瘘术（PEG） （－）障碍仍旧存在：胃切开位置的标准化，上腹手术的内窥镜反射，空间定位，如何优化吻合技术
经阴道	（＋）标准化的外科技术提供了便利、牢固的切口吻合 （－）妇科医生报告了术后感染，脏器损伤，不育，黏连相关并发症。其他长期潜在的问题包括性交困难，不育和预先存在的子宫内膜异位症的扩散[48]
经结肠	（＋）耐受性好，容易进入多个靶结构，甚至是腹膜后腔；上腹器官易于呈现。结肠的顺应性能够耐受更大的设备和标本提取 （－）结肠切口位置未完全的吻合，随后可能的腹膜炎是灾难性的
经膀胱	（＋）所有腹内结构可以直接可视。尿道通常是无菌的，感染风险小，腹膜内和腹膜后的污染菌很少。膀胱切口位置可以通过置管引流自然愈合 （－）尿道的直径限制了设备的进入

膀胱腹膜腔探查、肝组织活检以及镰状韧带分离术。膀胱导管留置4天，15天后进行实验动物解剖，看到所有的膀胱切口已愈合。Lima等同时还使用实验猪进行了经膀胱和经胃的杂交式NOTES、胆囊切除术和经膀胱胸腔镜探查术[64]。

泌尿外科领域NOTES的局限

在2008年和2009年的WCE上，一共有5篇综述讨论了经阴道肾切除手术的可行性[27]。最近一项研究总结了NOTES的临床应用，分析了16篇文献，强调了NOTES手术的难点：49台手术中的46台需要改进杂交式NOTES的术式[65]。Lima等报告了第三代联合的经胃和经膀胱的肾切除手术，作者认为这种方法虽然在理论上是可行的，但目前仍没有可靠的方法取出肾脏[64]。

不仅如此，这项技术还缺少相应的可用设备。几乎所有的手术经验报告都提到这方面发展的迟滞。表3-5列出了泌尿外科行NOTES可用的缝合和铰接设备、弹性双极止血钳、内镜夹和缝合器，以及部分机械控制器等。除此之外，还要与标准的腹腔镜手术、LESS手术比较权衡手术引发的并发症风险（如腹膜炎）。

表3-5　泌尿外科行NOTES可用的工具列表

设备目录	工具	描述和评价
腹腔内窥镜	传统胃镜	（－）照度不足 柔软性：对头端控制有限 弹性设备：在撤回和抓取组织时效果不佳 不适用于CO_2注入（漏气，不易控制压力）
	R-Scope（Olympus America, CenterValley, PA, USA）	头端的两个操作臂允许弹性设备自由活动
NOTES平台	Cobra（USGI Medical, San Clemente, CA, USA）	两个操作臂可进行血管缝合和刚性操作 18 mm Ø；4个通道（各为7、6、4、4 mm）
	USGI Transport™（USGI Medical, San Clemente, CA, USA）	形状锁定技术允许锁定至需要的形状，甚至可以操纵质硬的末端部分
分离	喷雾分离器（Ethicon EndoSurgery, Cincinnati, Ohio）	头部可埋藏于摄像头顶部
止血	弹性双极止血钳（Ethicon Endo-Surgery, Cincinnati, Ohio, USA）	腹膜内静脉凝血，静脉直径最大为4 mm
血管夹	Tri-clips（Cook Endoscopy, WinstonSalem, NC, USA） Rsolution Clips（Boston Scientific, Natick, MA, USA） Rotating Clips（Olympus）	
吻合	T-tag G-Prox组织缝合系统	

未来发展方向

腹腔镜和腹膜后腔镜探查技术已经被证实是安全和有效的。近期的指南也接受了该技术（表3-6）。

进一步的发展也是对这些微创技术的改进，比如机器人辅助腹腔镜或单孔腹腔镜手术等。为了进一步降低腹腔镜的侵入性损伤，外科医生越来越倾向于减少腹部的切口（LESS）或者彻底消除腹部的切口（NOTES）。LESS带来的最佳美容效果和降低术后疼痛的效果已经有目共睹。不过还需要长期随访研究才能客观地评价LESS与传统腹腔镜手术在功能恢复和肿瘤治疗预后方面的不同。但是，减少手术瘢痕的意义在未来可能会更加凸显。世界不同地区的人对身体瘢痕的看法是不同的。如在巴西这样的国家，LESS和NOTES非常符合女性患者的需求。NOTES无瘢痕，现已有多种安全可行的入口路径供选择。但是，仅有数例临床患者成功地接受了手术，许多外科医生认为缺乏相应设备影响了NOTES在临床应用方面的发展。将机器人和增强现实技术结合在一起，可能是NOTES的下一步发展方向[66-68]。

传统的腹腔镜手术需要在人体工程学方面作出改良。虽然达芬奇机器人手术相比于单纯的腹腔镜手术有着许多人体工程学上的优势，但仍存在不足，如在缺少触觉反馈、助手角度的人体工程学方面有待改进等。对于不同类型的手术，这些优势发挥着不同的作用。市场上已经出现了带有触觉反馈的新型手术机器人，还有德国航空航天研究中心正在努力研发一个微创手术的模块化机器人系统（MiroSurge）。相比于达芬奇系统，它的机械臂由微马达控制，可以在操作室台面上方便地调整机械臂（图3-1A）。

外科医生单独使用自动立体三维显示器和两个特别设计的有受力反馈的手柄。这个设备有一个平行结构可以远程控制手术室中的机器人（图3-1B）。

表3-6　2010年腹腔镜技术的不同适应证

适应证	腹腔镜手术	机器人（达芬奇）手术	LESS
肾上腺切除术	一线	未应用	可选
根治性肾切除术	一线	未应用	可选
单纯性肾切除术	一线	未应用	可选
活体供肾切取术	一线或可选	未应用	试验性
肾部分切除术	可选	可选	试验性
根治性前列腺切除术	可选	一线或可选	试验性
全膀胱切除术	可选	可选	未应用
肾盂成形术	一线	可选	可选
阴道骶骨固定术	可选	可选	试验性

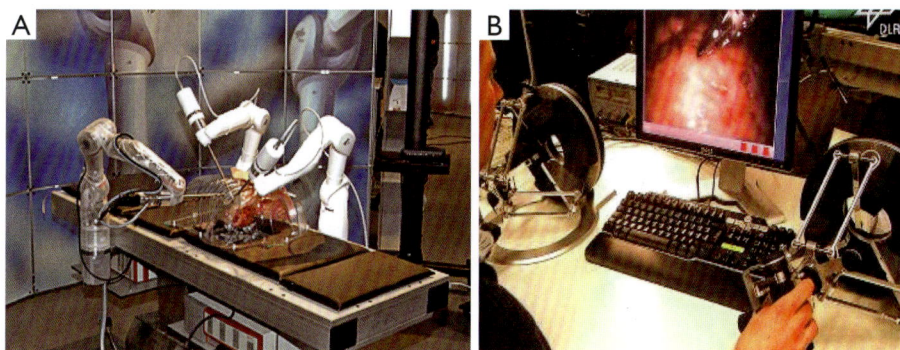

图3-1　德国航空航天研究中心的新的机器人设备MiroSurge
（A）机械臂由微马达控制，可以在操作室台面上方便地调整机械臂；（B）外科医生单独使用自动立体三维显示器和两个特别设计的有受力反馈的手柄。

另外，器械制造商们应该集中力量，根据现在指南的要求，改进手术室的人体工程学设计。不仅要考虑到医疗仪器设计上的需求，也要包括操作室的操作台、平台操作椅、电线光纤的布局等。这其中包括现有腹腔镜7-DOF设备的优化（如配备上微型马达）[69-70]、相机架的设计（相比于AESOP）、LESS孔的改进等，以提供更为灵活的设备操控通道，避免设备之间的交叉影响。

有了这些新的技术改进，传统的腹腔镜将会变得更易操作。同时，机器人手术的发展也不会局限于目前的成功。同震波碎石术类似，手术成本在未来会逐步成为次要因素。而那些成功通过了达芬奇手术机器人培训的外科医生也不会再回去做开放性手术。当然有经验的腹腔镜操作者将仍会根据病例选用这三种技术（如腹腔镜手术、机器人手术、LESS，表3-6）。另外，NOTES的未来发展方向（如经阴道或经膀胱进入）仍旧不确定，因为我们目前还不清楚各种入路之间究竟孰优孰劣。

参考文献

[1] Cortesi N, Ferrari P, Zambarda E, Manetti A, Baldini A, Morano FP. Diagnosis of bilateral abdominal cryptorchidism by laparoscopy. Endoscopy. 1976；8：33-37.

[2] Wickham JEA. The surgical treatment of renal lithiasis. In：Wickham JEA, editor. Urinary calculus disease. New York：Churchill Livingstone；1979. p. 145-198.

[3] Schüssler WW, Vancaillie TG, Reich H, Griffith DP. Transperitoneal endosurgical lymphadenectomy in patients with localized prostrate cancer. J Urol. 1991；145：988-991.

[4] Clayman RV, Kavoussi LR, Soper NJ, Dierks SM, Meretyk S, Darcy MD, Roemer FD, Pingleton ED, Thomson PG, Long SR. Laparoscopic nephrectomy：initial case report. J Urol. 1991；146：278-282.

[5] Coptcoat MJ, Rassweiler J, Wickham JEA, Joyce A, Popert R. Laparoscopic nephrectomy for

renal cell carcinoma. In：Proceedings of the third international congress for minimal invasive therapy，Boston，10-12 Nov 1991 (abstract No. D-66).

［6］ Clayman RV，Kavoussi LR，Figenshau RS，Chandhoke P，Albala DM. Laparoscopic nephroureterectomy：initial clinical case report. J Laparoendocopic Surg. 1991；1：343-349.

［7］ Donovan JF，Win fi eld HN. Laparoscopic varix ligation. J Urol. 1992；147：77-81.

［8］ Kavoussi LR，Peters CA. Laparoscopic pyeloplasty. J Urol. 1993；150：1891-1894.

［9］ Hulbert JC，Fraley EE. Laparoscopic retroperitoneal lymphadenectomy：new approach to pathologic staging of clinical stage I germ cell tumors of the testis. J Endourol. 1992；6：123-125.

［10］ Kozminski M，Partamian KO. Case report of laparoscopic ileal loop conduit. J Endourol. 1992；6：147-150.

［11］ Parra RO，Andrus CH，Jones JP，Boullier JA. Laparoscopic cystectomy：initial report on a new treatment for the retained bladder. J Urol. 1992；148：1140-1144.

［12］ Gaur DD，Agarwal DK，Purohit KC，Darshane AS. Retroperitoneal laparoscopic pyeloli-thotomy. J Urol. 1994；151：927-929.

［13］ Puppo P，Perachino M，Ricciotti G，Bozzo W，Gallucci M，Carmignani G. Laparoscopically assisted transvaginal radical cystectomy. Eur Urol. 1995；27：80-84.

［14］ Schulam PG，Kavoussi LR，Cheriff AD，Averch TD，Montgomery R，Moore RG，Ratner LE. Laparoscopic live donor nephrectomy：the initial 3 cases. J Urol. 1996；155：1857-1859.

［15］ Schuessler W，Schulam P，Clayman R，Kavoussi L. Laparoscopic radical prostatectomy：initial short-term experience. Urology. 1997；50：854-857.

［16］ Janetschek G，Daffner P，Peschel R，et al. Laparoscopic nephron sparing surgery for small renal cell carcinoma. J Urol. 1998；159：1152-1155.

［17］ Guillonneau B，Vallancien G. Laparoscopic radical prostatectomy：the Montsouris expe-rience. J Urol. 2000；163：418-422.

［18］ Rassweiler J，Sentker L，Seemann O，Hatzinger M，Rumpelt J. Laparoscopic radical pros-tatectomy with the Heilbronn technique：an analysis of the fi rst 180 cases. J Urol. 2001；160：201-208.

［19］ Binder J，Kramer W. Robotically assisted laparoscopic radical prostatectomy. BJU Int. 2001；87：408-410.

［20］ Abbou CC，Hoznek A，Salomon L，Olsson LE，Lobontiu A，Saint F，Cicco A，Antiphon P，Chopin D. Laparoscopic radical prostatectomy with a remote controlled robot. J Urol. 2001；165：1964-1966.

［21］ Denewer A，Kotb S，Hussein O，El-Maadawy M. Laparoscopic assisted cystectomy and lymphadenectomy for bladder cancer：initial experience. World J Surg. 1999；23：608.

［22］ Türk I，Deger S，Winkelmann B，Schönberger B，Loening SA. Laparoscopic radical cys-tectomy with continent urinary diversion (rectal sigmoid pouch) performed completely intracorporeally：the initial 5 cases. J Urol. 2001；165：1863-1966.

［23］ Gaboardi F，Simonate A，Galli S，Lissiani A，Gregori A，Bozzola A. Minimally invasive lap-aroscopic neobladder. J Urol. 2002；168：1080-1083.

［24］ Gill IS，Kaouk JH，Meraney AM，Desai MM，Ulchaker JC，Klein EA，Savage SJ，Sung GT. Laparoscopic radical cystectomy and continent orthotopic ileal neobladder performed completely intracorporeally: the initial experience. J Urol. 2002; 168: 13-18.

[25] Gettman MT, Lotan Y, Napper CA, et al. Transvaginal laparoscopic nephrectomy: development and feasibility in the porcine model. Urology. 2002; 59: 446-450.

[26] Kaouk JH, Haber GP, Goel RK, Desai M, Aron M, Rackley RR, Moore C, Gill IS. Single-port laparoscopic surgery in urlogy: initial experience. Urology. 2008; 71: 3-6.

[27] Box GN, Lee HJ, Santos RJS, et al. Rapid communication. Robot-Assisted NOTES Nephrectomy: initial report. J Endourol. 2008; 22(3): 503-505.

[28] Frede T, Stock C, Renner C, Budair Z, Abdel-Salam Y, Rassweiler J. Geometry of laparoscopic suturing and knotting techniques. J Endourol. 1999; 13: 191-198.

[29] Frede T, Stock C, Rassweiler JJ, Alken P. Retroperitoneoscopic and laparoscopic suturing: tips and strategies for improving ef fi ciency. J Endourol. 2000; 14: 905-913.

[30] Hemal AK, Srinivas M, Charles AR. Ergonomic problems associated with laparoscopy. J Endourol. 2001; 15: 499-503.

[31] Berguer R. Ergonomics and laparoscopic surgery. Laparoscopy Today. 2005; 4: 8-11.

[32] De la Rosette JJMCH, Abbou CC, Rassweiler J, Pilar LM, Schulman CC. Laparoscopic radical prostatectomy: a European virus with global potential. Arch Esp Urol. 2002; 55: 603-69.

[33] Rassweiler J, Seemann O, Schulze M, Teber D, Hatzinger M, Frede T. Laparoscopic versus open radical prostatectomy: a comparative study at a single institution. J Urol. 2003; 169: 1689-1693.

[34] Rassweiler J, Frede T, Guillonneau B. Advanced laparoscopy. Eur Urol. 2002; 42: 1 (Curric Urol 1-12).

[35] Rassweiler J, Hruza M, Teber D, Su L-M. Laparoscopic and robotic assisted radical prostatectomy - critical analysis of the results. Eur Urol. 2006; 49: 612-624.

[36] Dunn MD, Portis AJ, Shalhav AL, Elbahnasy AM, Heidorn C, McDougall EM, Clayman RV. Laparoscopic versus open radical nephrectomy: a 9-year experience. J Urol. 2000; 164: 1153-1159.

[37] El Fetouh HA, Rassweiler JJ, Schulze M, Salomon L, Allan J, Ramakumar S, Jarrett T, Abbou CC, Tolley DA, Kavoussi LR, Gill IS. Laparoscopic radical nephroureterectomy: results of an international multicenter study. Eur Urol. 2002; 42: 447-452.

[38] Rassweiler JJ, Schulze MM, Marrero R, Frede T, Palou Redorta J, Bassi P. Laparoscopic nephroureterectomy for upper urinary tract transitional cell carcinoma: is it better than open surgery? Eur Urol. 2004; 46: 690-697.

[39] Clinical outcomes of surgical therapy study group. A comparison of laparoscopically assisted and opne colectomy for colon cancer. N Engl J Med. 2004; 350: 2050-2059.

[40] Vögeli TA, Burchardt M, Fornara P, Rassweiler J, Sulser T. Laparoscopic Working Group of the German Urological Association: current laparoscopic practice patterns in urology: results of a survey among urologists in Germany and Switzerland. Eur Urol. 2002; 42: 441-446.

[41] Rassweiler J, Stolzenburg J, Sulser T, Deger S, Zumbé J, Hofmockel G, John H, Janetschek G, Fehr J-L, Hatzinger M, Probst M, Rothenberger H, Poulakis V, Truss M, Popken G, Westphal J, Alles U, Fornara P. Laparoscopic radical prostatectomy - the experience of the German Laparoscopic Working Group. Eur Urol. 2006; 49: 113-119.

第四章　模拟训练在微创外科中的应用

Sonal Arora, Shabnam Undre, and Roger Kneebone

摘要： 改变外科技术的传授方式、缩短外科训练时间以及增强医疗安全意识，对外科培训来说有着重要意义。泌尿外科作为以手术为驱动的专业，这些改变尤为重要。以往的外科培训依赖于临床实际病例，现今由于腹腔镜和其他微创泌尿外科技术的引入，传统教学培训的模式策略都将发生改变。模拟培训已被逐步纳入泌尿外科的培训项目中。本章节介绍了微创外科模拟训练的总体背景，并探索其在训练泌尿外科医生技术能力/非技术能力方面的潜在意义。

关键词： 外科学；模拟；训练；虚拟现实；医疗安全；技术能力；非技术能力

要点

- ❖ 外科培训传统的学徒模式已不再适用。
- ❖ 医生规定工作时间的减少使得开展外科培训面临着更大的压力。
- ❖ 微创泌尿外科对医生的技术能力和非技术能力都有很高要求。
- ❖ 迅速发展的外科技术要求外科医生终生学习新技能。
- ❖ 近年发展起来的模拟培训可以为学习和评估提供逼真的培训环境。
- ❖ 虚拟现实模拟训练可提高学员参与度。
- ❖ 技术能力及非技术能力可通过量化指标进行评价。
- ❖ 模拟培训已用于很多高风险行业的团队合作训练
- ❖ 模拟培训可用于提高泌尿外科医生的技术能力和非技术能力。
- ❖ 模拟培训有助于提高医疗安全性。

引言

泌尿外科在过去10年的发展中，不论是医疗方式还是年轻医生的培训模式，都发生了很大变化。自从美国医学研究院题为"To err is human"的报告发表以来，"难以避免的人为失误"[1]在医疗质量领域逐渐受到重视[2]。进一步的研究显示，欧美国家卫生系统中有大约10%的患者在住院期间曾遭受医疗失误带来的负面影响[3-4]，这也是为何现有的临床医生培训方式被质疑的重要原因。在英国，随着"医疗服务现代化"的普及，医生培训模式发生了巨大的变化，比以往任何时候更加强调医生"胜任力"的提高。这些改变虽然使泌尿外科医生的培训目标逐渐清晰量化，但同时也大大减少了可用的培训时间[5]。此外，《欧洲工作时间指导意见》（*European Working Time Directive*，*EWTD*）规定：自2009年8月起，任何临床工作者每周的工作时间不得超过48小时。这一规定直接缩短了年轻泌尿外科医生通过手术室内操作学到技术的时间。

另外，医疗技术也在不断更新换代。微创外科、机器人手术等新技术能够有效地减轻术后疼痛，缩短治疗周期，有助于患者尽快回归日常生活。但是对泌尿外科医生而言，新技术也带来了一系列困难与挑战[6]。例如，术中缺乏触觉反馈、因支点效应造成对器械的不适应、2D-3D视角转换后的手眼协同配合等[7]。要想熟练掌握这些操作技巧必须要有相当长的时间反复练习[8-9]。然而出于对患者安全及伦理方面的考虑，这样的练习不可能在真实患者身上进行，所以就急需一种可行的替代训练方案[10]。本章节就以泌尿外科为例，重点介绍微创外科手术训练中的模拟环境。

卫生服务中的模拟

在模拟培训平台上，面对的是可控的安全环境，泌尿外科医生们可以很好地进行临床操作能力训练[11]，不仅学习进度相对自由，更重要的是对患者无害[12]。证据显示：在模拟环境下学到的技能可以运用于临床实践[13]，因此，进行模拟训练对于掌握复杂泌尿外科手术技术来说非常必要。泌尿外科模拟培训包括一系列内镜下完成的手术操作，如膀胱肿瘤切除术、前列腺切除术及内镜下取石术等，曾经都是通过组合模型来学习的，而如今皆可通过虚拟现实模拟设备进行。

越来越多的领域都在逐步将模拟运用于教学培训，既包括操作训练项目，也含有学习评估[14]。例如，对飞行员应用飞行模拟器进行飞行训练[15]，还有部队经常进行的军事演习等[16-17]。

在医疗领域，尽管麻醉医生培训已经引入了模拟训练项目[18]，但外科领域的模拟训练仍处于落后状态。很大一部分原因在于模拟培训高昂的成本以及缺少模拟训练效果的循证依据。随着后续研究的深入以及低成本设备的引入，这队的外科、麻醉及护理三支团队进行评分。该工具已在泌尿外科领域试用并衍生出一份特殊版本[39-40]。用该版本测试研究了50台泌尿外科手术（包括开放性手术和腹腔镜手术）。结果显示，麻醉医生和手术护士的行为评分在协作方面最高，交流方面最低。外科医生的相关分数也差不多，只不过，医生们在术后阶段的得分非常低。重要的是，这一研究展示了对泌尿外科手术团队的协作能力进行评价是完全可行的。

非技术能力对于管理泌尿外科手术室内复杂、动态及高压力的环境尤其有用。我们在另一项研究中，测试了30例手术过程（包含腹腔镜手术）中泌尿外科医生的注意力不集中和受干扰情况[41-42]。研究发现，引起视觉分心事件的发生率为0.45次/min，而注意力分散则几乎每分钟都发生。不仅如此，每分钟都有某些人进入或走出手术室。最终，手术时间因这些问题而平均延长了5.66 min。

要处理上述的这些情况，还要能保持对手术的高度专注以确保手术安全，这就需要有一定的非技术能力。那么，这些技能又该如何获得呢？在以往，手术团队协作的重要性并没有像在航空业和军队中那样强调，甚至根本不受重视。当飞行员和军人进行小组形式的模拟训练以降低不良事件发生率时[43]，多数泌尿外科医生仍在进行单人操作训练，不仅效率不高，而且对提高患者医疗安全也无益处。

在泌尿外科手术团队中采用模拟训练可降低潜在事故发生率，这同飞行员进行模拟训练的目的类似[44]。举例来说，使用模拟手术室可以在不考虑医疗风险的前提下训练术者的危机应对能力[45]。Gettman等通过对手术室内住院医生的团队协作、交流及腔镜技能等的模拟评估展示了相关结果[46]。他们建立了腹腔镜下多个意外场景的模拟，诸如呼吸衰竭、二氧化碳栓塞等。尽管这些严重事件的发生率很低，但泌尿外科医生仍需具备相应的处理能力。模拟让受训者在相对安全的环境下学习罕见危急事件的处理方法。虽说这一领域的研究仍处于起步状态，不过先前的证据显示：基于模拟的训练项目有助于完成ACGME核心项目。学习经验和训练过程标准化是模拟培训项目的又一优点。模拟可以提供基础操作任务、高风险操作任务和危急情况处理任务的相关训练，从而提高外科医生的技术能力和非技术能力，并最终提升整个泌尿外科的医疗质量。

总结

泌尿外科手术需要技术能力和非技术能力的结合。现代手术技术的快速发展伴随着传统医疗模式的根本性改变，这意味着受训者不可能仅通过临床经验获得技能。模拟培训是一项颇有前景的选择。实体模拟和虚拟现实模拟可以在保证医疗安全的同时让受训者掌握手术技能和积累操作经验。

参考文献

[1] Kohn LT, Corrigan J, Donaldson MS, editors. To err is human: Building a safer health system. Washington, D.C.: National Academy Press; 2000.

[2] Department of Health. High quality care for all: NHS Next Stage Review final report 2008.

[3] Vincent C, Neale G, Woloshynowych M. Adverse events in British hospitals: preliminary retrospective record review. BMJ. 2001; 322(7285): 517-519.

[4] Gawande AA, Thomas EJ, Zinner MJ, Brennan TA. The incidence and nature of surgical adverse events in Colorado and Utah in 1992. Surgery. 1999; 126(1): 66-75.

[5] Tooke J. Aspiring to excellence: final report of the independent inquiry into modernising medical careers. London: MMC Inquiry; 2008.

[6] Belcher E, Arora S, Samancilar O, Goldstraw P. Reducing cardiac injury during minimally invasive repair of pectus excavatum. Eur J Cardiothorac Surg. 2008; 33(5): 931-933.

[7] Aggarwal R, Grantcharov TP, Darzi A. Framework for systematic training and assessment of technical skills. J Am Coll Surg. 2007; 204(4): 697-705.

[8] Aggarwal R, Grantcharov TP, Eriksen JR, et al. An evidence-based virtual reality training program for novice lapa-roscopic surgeons. Ann Surg. 2006; 244(2): 310-314.

[9] Grantcharov TP, Bardram L, Funch-Jensen P, Rosenberg J. Learning curves and impact of previous operative expe-rience on performance on a virtual reality simulator to test laparoscopic surgical skills. Am J Surg. 2003; 185(2): 146-149.

[10] Arora S, Aggarwal R, Sevdalis N, et al. Development and validation of mental practice as a training strategy for laparoscopic surgery. Surg Endosc. 2010; 24(1): 179-187.

[11] Arora S, Sevdalis N, Nestel D, Tierney T, Woloshynowych M, Kneebone R. Managing intraoperative stress: what do surgeons want from a crisis training program? Am J Surg. 2009; 197(4): 537-543.

[12] Kneebone RL, Nestel D, Vincent C, Darzi A. Complexity, risk and simulation in learning procedural skills. Med Educ. 2007; 41(8): 808-814.

[13] Issenberg SB, McGaghie WC, Petrusa ER, Lee Gordon D, Scalese RJ. Features and uses of high-fidelity medical simulations that lead to effective learning: a BEME systematic review. Med Teach. 2005; 27(1): 10-28.

[14] Kneebone R, Aggarwal R. Surgical training using simulation. BMJ. 2009; 338: b1001.

[15] Helmreich RL. On error management: lessons from aviation [see comment]. BMJ. 2000; 320(7237): 781-785.

[16] Flin R, O'Connor P, Crichton M. Safety at the sharp end: a guide to non-technical skills. Aldershot: Ashgate; 2008.

[17] Arora S, Sevdalis N. HOSPEX and concepts of simulation. J R Army Med Corps. 2008; 154(3): 202-205.

[18] Holzman RS, Cooper JB, Gaba DM, Philip JH, Small SD, Feinstein D. Anesthesia crisis resource management: real-life simulation training in operating room crises. J Clin Anesth. 1995; 7(8): 675-687.

[19] Carter FJ, Schijven MP, Aggarwal R, et al. Consensus guidelines for validation of virtual reality surgical simulators. Simul Healthc. 2006; 1(3): 171-179.

第五章　虚拟现实技术在医学教育中的价值

Amina A. Bouhelal, Hitendra R. H. Patel, and Bijendra Patel

摘要： 在过去的很长一段时间里，外科培训方式一直没有太大的改变。基于Halstedian学徒式的"先看、后做、再教"模式一直被认为是培训外科医生的最佳方式。在本章节中，我们将讨论引入模拟教学对于提高总体医学教育水平特别是外科技能培训水平的必要性。我们将分别讨论改变原有培训模式的必要性，以及展示模拟培训在微创外科新时代带来的革命性意义。

关键词： 模拟；虚拟现实；医学教育；外科技能培训；微创手术

要点

模拟教学：
- ❖ 克服人为因素影响，保证医疗质量和医疗安全。
- ❖ 标准化的安全培训环境。
- ❖ 每位学员都有公平的训练机会。
- ❖ 客观的评价标准及针对性的个体评估。
- ❖ 允许出错，可以反复练习直至熟练。
- ❖ 批判式思维（Critical thinking），决策制定（decision making），自我总结（self-reflection）。
- ❖ 提高学习效率，用循证的原理制定课程计划。
- ❖ 理论知识对接实践经验。

❖ 仪器的开发、测试及研究。

❖ 降低并发症的发生率，控制医疗成本。

不闻不若闻之，闻之不若见之，见之不若知之，知之不若行之。学至于行而止矣。行之，明也。

——孔子，公元前450年[①]

背景介绍

历史上的外科学并不总是像今天一样是受人尊敬并充满神秘感的专业。1797年，当英国的外科医生们向皇家外科学院提出，必须将手术与理发工作分开时，英国大法官瑟洛勋爵说出了这一著名的评论："手术并不比屠宰牲畜更科学。"[1-2]

外科技能培训长期以来一直依赖于学徒制模式。外科医生唯一的训练方式是在接受手术的患者身上进行练习。显然这种情况下的学习质量极大地受限于不可预测的临床病例性质、指导者的经验、个人偏好及主观因素等。不仅如此，这样的培训需要保证一定的手术操作时间，还可能伴有很高的手术并发症的发生率。不仅如此，不同受训者间的机会也极不平等，难以标准化。尽管学徒制模式长时间占据主导地位，但已越来越难以满足外科新领域的发展要求。

学徒制模式具有非常大的主观性，且耗时长，成本高。

对同时是外科医生的导师来说，很难在兼顾日益繁忙的临床工作的同时，给每个受训者平等的训练机会。在这种情况下，导师们往往只能顾此失彼，特别是在当下，很多教学医院的临床医生因为个人发展的需要而转向私人医院执业，使得坚持医疗教学事业的医生越来越少。

要改善医疗卫生现状，就需要医学领域，特别是外科领域，不断追求更优化的培训方式，保证医学培训的质量、平等性及患者医疗的优质性。

在过去的一个世纪中，很多重大科技创新被应用于外科领域。微创手术就是最好的例子，它早已不再是展望，而是已经成为了现在时，并且还在不断推进外科领域的发展。这也给外科技能培训带来了巨大的挑战，必须要探索和规划新的培训方法来应对外科领域的发展新趋势。

[①]译者注：外文书中原文作者多把这句话归于孔子所说，但孔子并没说过相应的话。国内的翻译大都认同上述语句出自于荀子的《儒效篇》。另"公元前450年"这个时间也不对。

开展有效的外科技能培训新方法也正是外科界的当务之急。尤其是现在的外科医生，必须在最短的时间里学习尽可能多的外科技能和操作。除了全面的理论知识、优秀的理解力、果断的决策力、有效的沟通能力及相应的技能水平之外，随着微创手术发展，广泛全面的专业新技能也是必不可少的。

空间感觉、眼手协调、深度知觉等，都是微创时代外科医生所必须要掌握的新技能。

要完成一台精巧的手术，75%靠正确决策，25%靠熟练操作[3]。显然，在微创手术中，熟练的操作将占据更重要的地位。随着全球技术的飞速发展和医疗服务的改善，改进外科培训方式已是必然趋势，因为好的决断力极大地依赖于我们已获得的知识和既往的实践经验，所谓熟能生巧正是如此。而且，有什么能比在学习过程中不断发现和改正我们自己的错误更有价值的呢（图5-1）？

医学教育有很多特殊的要求，如临床情景的还原、对技术能力水平评价的敏感度以及量化评价操作水平的指标等，而这些也恰恰是模拟教学的优势。模拟教学以其不可否认的影响及无可争辩的优势成为现代外科教学的选择。

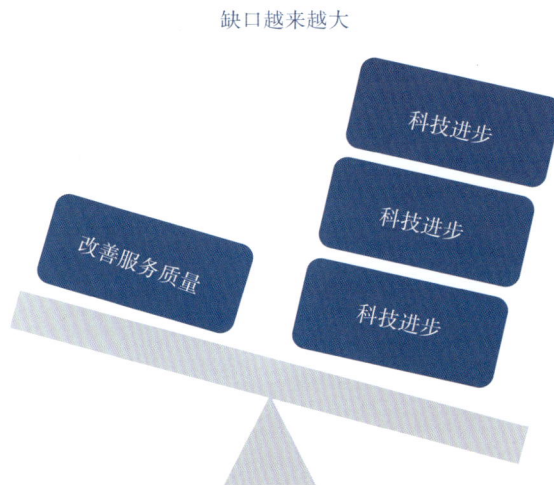

图5-1　当下科技进步与医疗服务质量的不均衡性

医学教育中的模拟教学

模拟教学让医学教育方式发生了彻底变革，许多医疗中心及专家学者都在逐步采用各种形式的模拟教学，这也是进行微创手术培训的有效方法。市面上大多数模拟器在上市之前都经过了可靠的测试。模拟教学在一个长期以主观为导向的领域引入了客观依据，这正是医学教育非常需要的特性（图5-2）。

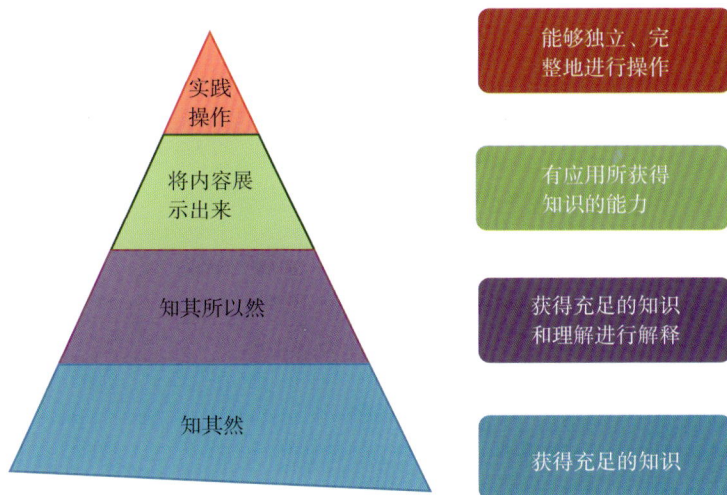

图5-2　模拟教学与其他教学方法的有效性比较

　　模拟教学的优势还在于可以让学员在安全的模拟环境中进行技能训练，包括沟通能力、人际关系、团队协作等。我们应该如何看待这一医学教育巨大变革的意义，怎样理解这种变化的必要性，又该怎么证明其性价比，以及我们为什么选择模拟教学呢？

模拟教学的价值

患者护理与医疗安全

　　"不伤害原则"是患者护理及医疗安全的中心思想。但是，在美国，原本可能避免的死亡及其造成的经济损失却达到了99 180例及89亿美元[4]，这还不包括那些导致残疾、功能丧失的医疗事故以及医疗事故原因导致的工时延误所带来的损失。因而，医疗伤害所造成的经济负担极为庞大。

　　这么高的死亡率是由很多因素共同导致的。其中，在复杂手术中发生失误很重要的一条就是由于医生的训练不足及缺乏经验，造成了很多本可避免的医疗事故。

　　模拟教学的可行性早已被证实。在患者身上练习面临着越来越严重的伦理、道德问题及法律责任风险，不仅危及患者的安全，也影响教学训练的质量。模拟教学可以让操作练习标准化，而且还让客观评价学员操作的熟练度成为了可能。接受这样的培训后，合格的受训者就能够在患者身上进行安全的手术操作了。

教育经验的转变

Ericsson和Reznick强调，反复实践训练比天赋更能决定技能的掌握及培训的成效[5]。

模拟教学提供了切实、安全、标准化的教学环境，每一名受训者都能在可控的临床情景中得到平等的操作机会。培训不再受限于某一疾病以什么形式出现或什么时候出现，也不受限于导师的时间安排、患者的意愿、疾病的出现概率及罕见性等一些细节。培训时间可以自由分配，以确保每个人都获得足够的经验积累，将外部因素的干扰最小化，使培训更富有成效。那么模拟教学具体是在哪些方面优于传统教学模式的呢？

（1）克服人为因素的影响；

（2）提供充分的练习机会；

（3）通过调整困难度设置，不断重复练习最终熟练掌握操作技能；

（4）能够制定学习目标和训练时间；

（5）不必考虑临床病例的可用性及患者的安全性；

（6）培训的开展可以不受临床病例或导师时间安排的影响；

（7）重复训练不再是奢望，允许出错；

（8）培训过程中允许从不同的角度思考问题，做出关键决定，并对结果自我反省；

（9）实现学习的个体化，学习时间利用最佳化；

（10）对操作进行客观评价，帮助学员建立自信心；

（11）即时反馈，针对性解决薄弱点，强化优势点；

（12）训练中获得可用的临床经验，通过练习培养自我反馈意识和临床思维能力，与同事进行知识的交流；

（13）培养团队协作能力和一定的组织领导能力；

（14）新设备测试；

（15）用于外科学的发展和研究。

通过有效的练习和个体化的指导，受训者的能力及资质能被大大提升，使得他们能够对那些之前没有在临床上见过的病例也有充分准备[3,6-7]。

成本效益分析

2008年美国医疗失误造成的经济损失高达175亿美元[8]。

要让医学界看到模拟设备所带来的医学教育价值和成本效益，是将模拟教学引入医学培训的主要困难之一。必须要有强有力的证据支持，这样才能大力提倡这种花费。我们可以将模拟装置的花费看成是今后其带来的巨大价值的原始投资。当面对可能威胁到生命的情境时，投资模拟装置进行培训的价值就能够凸显出来了。

市面上大多数类型、型号的模拟装置都有足够长的使用寿命。它们操作简便，可反复利用，可使平均使用成本最小化。尽管成本可能是阻碍其普及的一大原因，但我们也应该看到，医学领域有其特殊性，不能因为削减投入成本而延误医疗的革新。原因很简单，生命的代价是我们不可承受之重。

虽然还有不少临床医生认为在模拟教学上花钱完全没有必要，但是，研究显示引入模拟教学后总的支出其实是相对减少的，因为模拟教学可以缩短训练时间及导师指导时间，更重要的是可以减少由于医生的训练和经验不足而导致并发症的不必要医疗支出[8-10]。

利用虚拟现实技术掌握腹腔镜胆囊切除术的过程

在研究中，我们进行了通过虚拟现实技术让初学者熟悉手术过程及掌握手术技能的探索。收集到的初始数据表明这个过程有显著的学习效果，尤其是在总时间和学习过程进展方面有着极大的改进。

摘要

目的

我们的目的是研究初学者通过虚拟现实技术学习时，腹腔镜胆囊切除术达到熟练操作所需要的时间及次数，同时也是为本书建立一套有理有据的训练课程。

方法

通过公开招募，30 名初学者参与到了我们的研究中。他们的培训都在Simbionix公司生产的高保真虚拟现实腹腔镜模拟训练器上完成，包含9个基础操作任务，4个连续操作任务，以及完整的腹腔镜胆囊切除术。我们设置了一套合理的训练课程，并将具有丰富腹腔镜手术经验的外科医生操作水平作为熟练程度的参照标准，制作学习曲线分析图[11]。

结果

所有30位初学者都成功完成了整个训练课程，我们对他们的表现进行了分析。基础操作任务5、6，连续操作任务3、4，以及完整的腹腔镜胆囊切除术都包含在课程中。

所有的参与者都达到了熟练操作标准，但速度不一。在基础操作任务5中，完成操作所需的平均时间从2分35秒减至1分35秒，总的模拟时间平均为

12分49秒，平均次数为7.3次。

在基础操作任务6中，参与者表现出快速的进步，完成操作所需的平均时间从2分19秒减至1分17秒，总的模拟时间平均为12分33秒，平均次数为7.2次。

在连续操作任务3中，参与者完成操作所需的平均时间从7分48秒减至4分钟，总的模拟时间平均为26分42秒，平均次数为5.33次。

在连续操作任务4中，参与者完成操作所需的平均时间从6分44秒减至4分钟，总的模拟时间平均为27分40秒，平均次数为5.2次。

在完整、连续的腹腔镜胆囊切除术中，参与者完成操作所需的平均时间从6分44秒减至4分钟，总的模拟时间平均为27分40秒，平均次数为5.2次[①]。达到标准熟练度所需尝试次数，最少3次，最多21次，证实某些人需要更长的时间及更多的重复次数。受训者学习速度差别如此之大，这也让人深思（图5-3）。

结论

在我们的研究中，所有参与者都达到了熟练标准，但完成时间、具体动作数量、总体进展程度有明显差异，这一点很值得我们思考。我们希望通过虚拟现实技术进行腹腔镜胆囊切除术培训，最终能够明确初学者达到熟练标准所需要的基线时间和次数。

总结

模拟教学的方式，可以通过部分或全部重现临床情景，进行互动性的、逼真的教学活动，从而避免了直接面对患者而带来的相应风险[7]。

模拟教学解决了医学教育长期以来的问题，即确保教学的质量和患者的安全。现在已经不是模拟教学有没有效的问题了，因为其有效性已经被无可辩驳地有力证实了，现在的问题是我们有没有做好准备来接受并采用这种方法。

理性的人让自己适应世界，非理性的人坚持让世界适应自己，因此，所有的进步都依赖于非理性的人。

——萧伯纳

[①]译者注：这里的数据与前面连续操作性任务4中的数据完全一样，应该是原文数据填入错误。

A

B

C

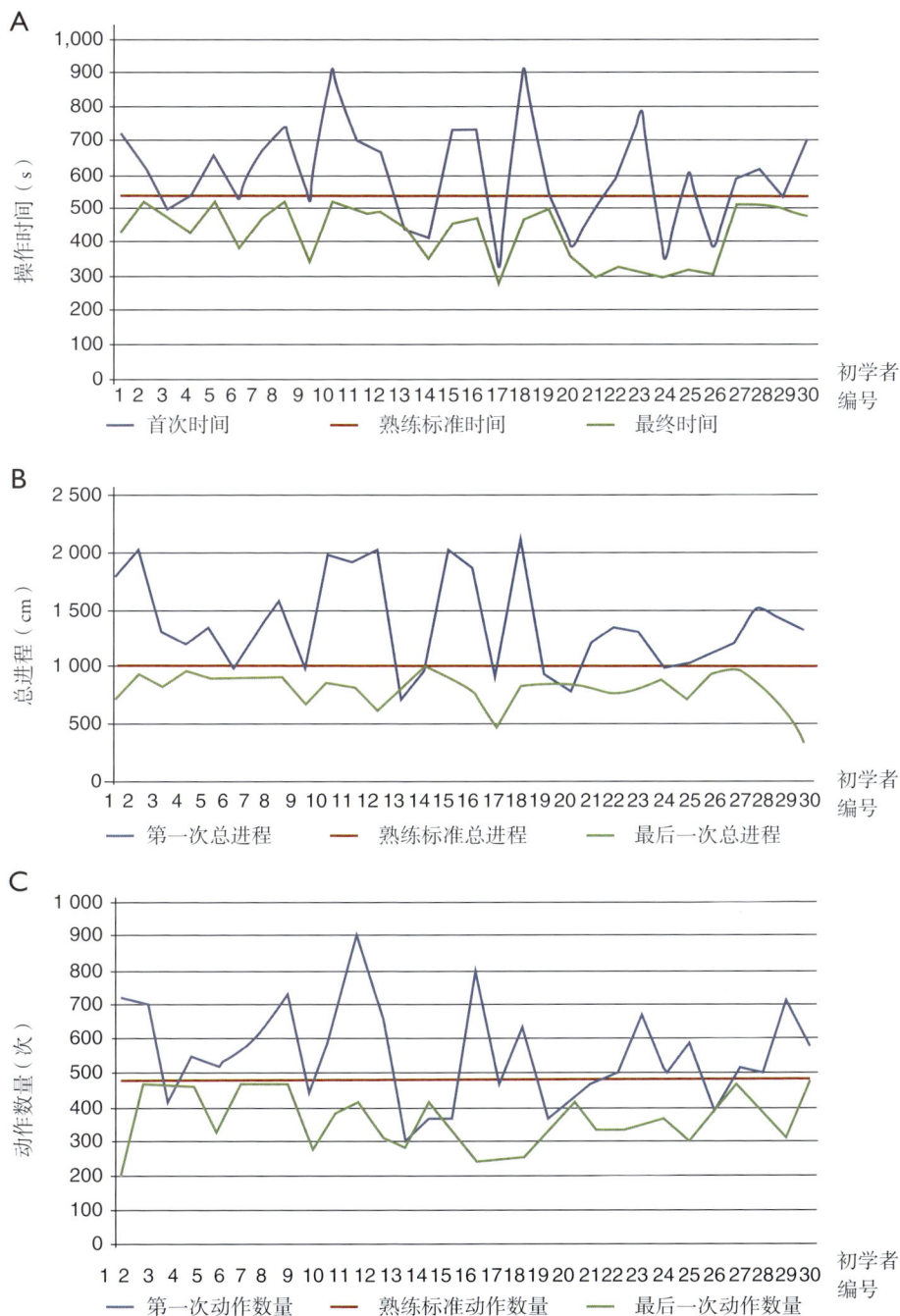

图5-3 （A）初学者第一次、最后一次与熟练标准间操作时间的对比，结果显示差异明显；（B）初学者第一次、最后一次及熟练标准间的总进程对比，结果显示差异明显；（C）初学者第一次、最后一次及熟练标准间的动作数量对比，结果显示差异明显

参考文献

[1] Shaw AB. Benjamin Gooch, Eighteen-Century Norfolk Surgeon. Med Hist. 1972; 16(1): 40-50.

[2] Moynihan BT. The Approach to Surgery Delivered at the Opening of the Session at King's College Hospital Medical School. Br Med J. 1951; 2(4735): 848.

[3] Müller-Tomfelde C. Interaction sound feedback in a haptic virtual environment to improve motor skill acquisition. In: Barrass S, Vickers P, eds. 10th Meeting of the International Conference on Auditory Display (ICAD 2004); Sydney, NSW. ICAD; 2004. CD ROM. ISBN: 1741080487 (CD), 1741080622 (Web).

[4] HealthGrades Seventh Annual Patient Safety in American Hospitals Study, March 2010. Available at: http://www.healthgrades.com/media/DMS/pdf/PatientSafetyInAmerican-HospitalsStudy2010.pdf. Accessed 24 Oct 2011.

[5] Resnick L, Hall MW. Principles of Learning for Effort-based Education. In: Principles of Learning: Study Tools for Educators (CD-ROM), Version 3.0. University of Pittsburgh; 2003.

[6] Murray C, Grant MJ, Howarth ML, Leigh J. The use of simulation as a teaching and learning approach to support practice. Nurse Educ Pract. 2008; 8(1): 5-8.

[7] Maran NJ, Glavin RJ. Low- to high- fidelity simulation - a continuum of medical education? Med Educ. 2003; 37 Suppl 1: 22-28.

[8] Van den Bos J, Rustagi K, Gray T, Halford M, Ziemkiewicz E, Shreve J. The $1.71 billion problem: the annual cost of measurable medical errors. Health Aff (Millwood). 2011; 30(4): 596-603.

[9] Okuda Y, Bryson EO, DeMaria Jr S, Jacobson L, Quinones J, Shen B, Levine AI. The utility of simulation in medical education: what is the evidence? Mt Sinai J Med. 2009; 76(4): 330-343.

[10] Aucar JA, Groch NR, Troxel SA, Eubanks SW. A review of surgical simulation with attention to validation methodology. Surg Laparosc Endosc Percutan Tech. 2005; 15(2): 82-89.

[11] Aggarwal R, Crochet P, Dias A, Misra A, Ziprin P, Darzi A. Development of a virtual reality training curriculum for laparoscopic cholecystectomy. Br J Surg. 2009; 96(9): 1086-1093.

第六章　MIMIC虚拟现实训练：步入三维、双目、机器人模拟

Steven M. Lucas and Chandru P. Sundaram

摘要： 随着机器人手术数量的急剧增加，年轻医生需要接受更严格的机器人手术操作训练，而机器人手术训练要求担任指导的外科医生部分放弃对手术的控制，这使得在实际临床中进行训练困难重重。MIMIC®虚拟现实训练，即MdVT（Mimic Technologies Inc.Seattle, WA）为学员在进入手术室之前掌握机器人手术技术提供了新的途径。本章将对MdVT的功能以及可用的培训练习加以综述。培训系统初步的表面效度、内容效度和结构效度已经在基础练习中建立，并将进行讨论。最后，我们会总结这种机器人手术训练系统在进一步建立有效性和创新训练方法方面的发展方向。

关键词： 机器人手术；虚拟现实模拟；三维模拟；表现评分；有效性

要点

- ❖ MdVT 具有双目视觉和三维虚拟现实手术视野。
- ❖ 两个触觉的护腕在所有三个轴上跟踪控制闭合、旋转和平移运动。
- ❖ 虚拟控制台的各部分显示了 dVSS 的部件。
- ❖ 训练可分为三类：（1）瞄准；（2）操作对象控制；（3）缝合。

❖ 对花费时间、动作经济性、准确性和力度控制等主要指标提供即时反馈。

❖ 最近，有3项研究分别证实了MdVT的表面效度、内容效度和构件效度。

❖ 最近，有1项研究论证了标准有效性。

❖ 用MdVT系统进行缝合操作的体验不佳，有待改进。

❖ 未来的研究将聚焦MdVT的标准有效性。

❖ 未来的发展方向包括解决手术"瓶颈"和模拟实际手术情景。

介绍

自从2000年第一例机器人前列腺根治术成功后[1-2]，手术机器人的使用量迅速增长，到2006年，平均每周都有2家医院引进外科手术机器人[3]。使用量增加后，利用机器人施行的手术也变得更加复杂。随之而来的是对规范化机器人手术课程的需求，包括技能培训和模拟练习。机器人手术训练很难在传统手术室开展，因为该技术的手术切口非常小，指导医生必须放弃部分对手术野的控制，而根据Fitts和Posner提出的运动学习理论，初学者通常处于学习的最初认知阶段，操作既不规范也不熟练，而且效率低下，往往导致手术室内教学被迫终止[4]。

为了提高学习效率，许多手术课程都采用了模拟器，包括无生命（台式）模拟器和虚拟现实模拟器。无生命模拟器更便宜，可以进行一些如摄像机移动到缝合等基本任务的学习，有助于提高实际手术中的操作技能。不过无生命模拟器需要更多的时间来评估学习进度，并且手术场景还原度不高，导致受训者的效率降低。虚拟现实模拟器的价格非常昂贵，稍微复杂一点的设备价格甚至高达30万美元[5-6]。然而，虚拟现实模拟器却可以准确评估受训者的表现，节省培训师或学员的时间[7]。几种不同的腹腔镜虚拟现实模拟器已在既往报道中证实了其价值[5,8-9]。

触觉反馈有助于学员更快速地获取腹腔镜手术技巧，但目前市面上的模拟系统触觉反馈是非常不足的，最新产品已经试图在增强触觉反馈方面取得突破[10]。虚拟现实模拟器可能更真实地反映逼真的手术场景。已有证据显示通过这些模拟器的训练可以改善学员在实际手术中的表现[11-12]。虽然目前的文献无法比较无生命模拟器和虚拟现实模拟器哪个更具有优越性，但虚拟现实模拟器的改进可能最终允许学员在手术室进行实际腹腔镜手术操作前已经进行过若干次虚拟病例的操作练习。

虽然目前有几个用于腹腔镜检查的虚拟现实模拟器，但开发用于机器人手术的虚拟现实模拟器却更加困难。模拟三维、双目视觉和增加自由度一直是机器人手术模拟面临的主要技术障碍。因此，许多机构采用"干式"实验室培训课程，学员可以在非生命模式下执行操作，在手术机器人非工作时间操作，或者使用专门用于培训的机器人，这两种方式都会耗费一定的成本。最近，研究人员开发了一种名为MIMIC dV-Trainer（MdVT，Mimic Technologies Inc.，Seattle，Washington）的三维虚拟现实模拟器。在下一部分中，我们将对MdVT的组成部分、培训练习、评估的有效性以及未来的发展进行综述。

MIMIC模拟器

2004年开发的MIMIC模拟器由一个触觉界面组成，2006年开发的MantisDuo有两个触觉界面。Mimic Mantis Duo（图6-1）触觉界面包括由2个条带组成的主把手和一个可闭合的抓取器，模拟达芬奇手术机器人（daVinci Surgical System，dVSS，Intuitive Surgical，Sunnyvale，CA）外科医生控制台上的手柄。主把手连接到一个万向节骨架，它允许的旋转自由度和弯曲度类似于dVSS仪器手腕。2个万向节通过总共8根拉力电缆连接到模拟器的平台上。通过电缆，将数据发送到配有的520 mHz处理器上，并通过主机转换为模拟环境。电缆提供7维跟踪，包括抓手关闭程度，以及相对x、y和z轴的平移和旋转。此外，该接口在这3个轴上提供受力反馈。工作空间宽79 cm，高52.2 cm，深39.4 cm。电缆允许工作空间中心的最大受力为15.2 N，连续受力为3.3 N[13]。

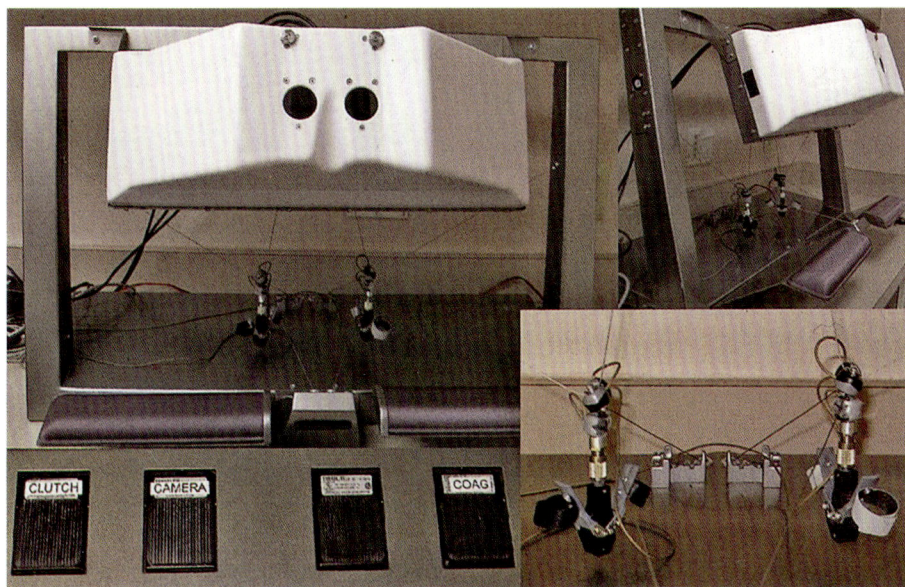

图6-1　MdVT的照片

由双目镜组成的视觉显示装置，可以展现出正前方和侧方的手术操作范围。在图中突出显示的是具有内腕万向节的操作者抓手以及离合器和电凝踏板。

　　用于校准万向节的两个对接平台位于工作区内。工作区还提供了类似于dVSS控制台上的扶手。立体镜提供虚拟三维环境的双目视觉。它通过100 Mbit以太网接口连接到主机上，允许以1 000 Hz的速率进行更新，精度为0.3°和0.016 mm。这个系统还有4个踏板组成的踏板平台，包括相机离合器，仪器离合器和2个电凝踏板[13]。

训练练习

　　MdVT可进行难度不一的操作练习，包括摄像机移动和操作目标定位、操作目标控制和烧灼缝合（图6-2）。许多训练是可看做无生命模型开始的标准化训练演习的衍生[6]。这些练习被设定为初级、中级和高级课程。更新的界面还允许自定义课程，包括操作者自己选择的练习。定位练习最简单的例子是摄像头定位，要求受训者通过调整摄像头和器械定位到模拟器视野外的不同位置的对象。对象操作任务包括将木桩转移到板上，在板上放置字母，在管子上移动圆环以及切割操作等。缝合练习包括缝合海绵和反映现场手术情景的模式等任务。

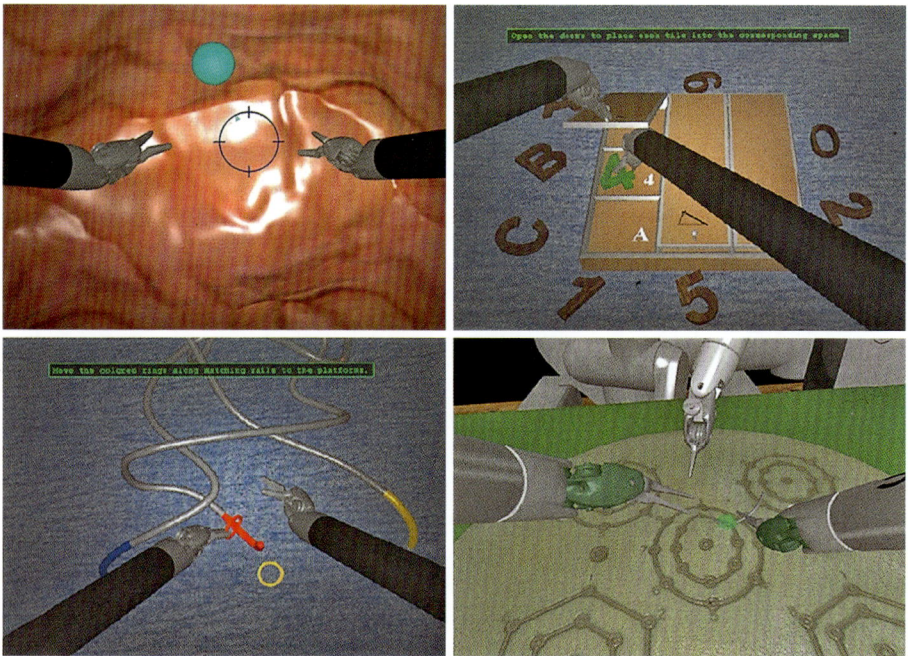

图6-2　Mimic训练中的示例练习
对象定位，高级字母板，环移动和点与数（由MIMIC Technologies，Inc.授权许可使用）。

MdVT程序可以根据自身的标准对操作任务进行评估。及时对错误和总成绩作出反馈可能会提高技能的学习效率[7]。自动MdVT从3个不同方面对受训人员的各项操作任务进行评分。第一，目标评分，即对操作对象或视图是否被成功定位、传递或居中而进行评分。第二，效率评分，包括考察任务完成的时间、动作的经济性、器械碰撞情况、操作视野外的时间、对象是否脱落等。第三，主工作区范围，评估受训人员使用离合器将仪器控制在操作台中心的能力。此外，系统还可以根据施加到器械上的力和组织上的张力来评估力量。

验证

为了确保模拟器作为一种训练工具的有效性，它必须准确模拟操作对象（内容效度），易于使用（表面效度），要能区分不同级别的操作水平（结构效度），而且还要具备标准效度[14]。标准效度包括模拟器的训练性能优于当前标准（同时效度）和预测下一步表现（预测效度）的能力。尽管其内容效度、表面效度和结构效度已经在最近的研究中得到了证实，它的标准效度还需要进一步通过研究进行验证。

MdVT的初步评估是2007年在AUA进行的。Lendvay团队展示了4名专家和11名初学者的结构效度。研究中，受试者用dVSS和MdVT分别进行了锥体上移除、转移和替换圆环的操作。相对于初学者，专家在时间、动作经济性和术野中心外的时间花费方面都表现较好。该项评估认为，dVSS和MdVT都是可行的训练手段[15]。

Sethi等进一步验证比较了5名专家和15名初学者使用MdVT操作的表现。用3种不同的练习评估结构效度：圆环和圆锥、字符串移动以及字母排列。尽管专家们能够更快、更有效地执行所有任务，但是仅在字母排列一项才能看到任务完成时间和术野中心外的时间花费上的显著优势。由于在MdVT上执行的任务是模仿初学者在干式实验室中训练过的任务，这个差异可能不是很明显。专家普遍认为MdVT作为培训工具不仅可行还很实用（在Likert量表上分数为4~5分）。初学者和专家还对表面效度进行了评估，在视觉和硬件方面，MdVT的操作性和现实性在Leikert量表中平均均为5分（5分为"非常简单/真实"）。然而，运动精确度的平均得分为3分（5分中得3分，为"中等难度/现实"）。专家在所有方面都比初学者表现得更轻松，但这仅在精神需求和完成任务的努力方面具有统计学意义[16]。

一项通过比较7名专家和19名初学者在MdVT的缝合方面表现的研究对模拟器的内容效度、表面效度和构造效度进行了最终评估。在"点和数（一种在内外侧都有缝合目标的圆圈）""缝合海绵""栓钉板""拾取与放置"等任务中，专家在器械运动、任务时间、术野中心外的时间花费、成功率、失误率和非刻意目标的数量等方面表现更好。该研究证实，虽然MdVT的大多数使用者都认为这一系统实际价值还不错，但它在缝合方面却只获得"轻微不可接受"的评分（Leikert量表6分中的3分）[17]。

三项研究结果的一致性表明，MdVT具有合理的构造效度，能被大多数用户所认可。但是，在缝合部分还需要改善。

虽然模拟器的结构效度是可靠的，但对其标准效度的研究较少。Lerner等最近比较了MdVT（12位）和dVSS（11位）培训参与者的表现。在这项研究中，两组都进行了dVSS的基线测试，包括对象操作练习、模式切割和缝合。然后，两组分别用MdVT和dVSS进行训练。最后所有受试者均在dVSS再进行一次评分。相对于dVSS组，用MdVT训练的受试者在模式切割和栓钉放置练习中的得分更高。经过dVSS的训练，受试者的缝合操作明显改善，但用MdVT训练的受试者在该项操作中的分数提高却并不明显[18]。表6-1总结了MdVT的验证研究。下一步的研究应该对Lerner团队的研究结果进一步深入，以及明确MdVT训练的对活体外科手术的表现影响的评估。对于标准腹腔镜虚拟现实模拟器进行的类似研究表明，用不同型号虚拟现实模拟器进行训练之后，现实手术室中受训者的操作表现均有提高[11,12,19-21]。

表6-1　关于Mimic训练系统的有效性研究的总结

研究	参与者数量	效度类型	研究中的训练项目	显著性指标
Lendvay等[15]	4名专家 11名初学者	结构、表面、内容	栓钉传递	花费时间、动作经济性、术野中心外的时间
Sethi等[16]	5名专家 15名初学者	结构、表面、内容、任务加载	环与锥体，环移动，字母板	花费时间、术野中心外的时间
Kenney等[17]	7名专家 19名初学者	结构、表面、内容	点与数、海绵缝合、栓钉板、拾取和放置	花费时间、总体活动、术野中心外时间、成功率、失误率和非刻意目标的数量
Lerner等[18]	12位 MdVT受训者 11位 dVSS受训者	预测、同时性	目标、环移动、拾取和放置、字母板	花费时间，和dVSS的准确性对比

未来发展方向

尽管MdVT训练提供了独特的三维机器人手术模拟，但它也存在局限性，需要进一步改进。缝合操作就是其薄弱点，这一方面的内容效度被专家外科医生评为"稍微有些不能接受"[17]。过程中涉及的针、缝线和组织对操作的反应被认为和现实不符。这已经在腹腔镜虚拟现实模拟器中得到了改进[20-22]。

另一方面是如何改进这一系统的受力反馈系统。如何表现组织对操作者牵拉以及由操作者和环境施加到仪器的力度的反馈是许多虚拟现实模拟器共同的局限。MdVT具有平移和旋转运动的触觉反馈。已经表明，添加触觉反馈的腹腔镜虚拟现实模拟器可以加快初学者掌握腹腔镜的技能[10]。

MIMIC和Intuitive Surgical公司的结合可使外科医生在达芬奇手术系统的控制台上使用仿真软件，而不需要手术台车和器械，可消除模拟器配套硬件所造成的不足。最终将完全开发出机器人手术模拟的潜力。

其他方面的发展也会使模拟的过程更加贴近现实中的手术。未来的发展方向还是主要侧重于训练手术中具有挑战性的步骤，即"瓶颈"部分，如尿道吻合术，神经保留或成形术吻合术（图6-3）。

之后可进一步发展成为整个手术的模拟训练，具体操作步骤可以根据手术的进展而改变。最后，将实际患者数据输入到模拟程序中可以让医生在正式在该患者身上动手术之前，得到充分练习。

总结

MdVT为三维模式的虚拟现实机器人手术培训提供了平台。它通过一系列任务培训，使用量化分析来区分专家与初学者。虽然学员使用虚拟现实模拟器练习后可以改善操作表现，但是在dVSS在真实手术场景方面仍有待进步。该模拟器还需要在缝合操作体验和基于手术的练习模拟方面加以改进。

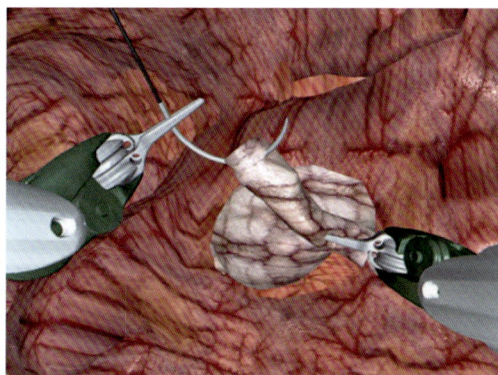

图6-3　未来方向：解决手术"瓶颈"
图为一种双侧吻合术（由MIMICTechnologies，Inc.，授权许可使用）。

参考文献

[1] Binder J, Kramer W. Robotically-assisted laparoscopic radical prostatectomy. BJU Int. 2001; 87: 408-410.

[2] Pasticier G, Rietbergen JB, Guillonneau B, et al. Robotically assisted laparoscopic radical prostatectomy: feasibility study in men. Eur Urol. 2001; 40: 70-74.

[3] Steinberg PL, Merguerian PA, Bihrle 3rd W, et al. A da Vinci robot system can make sense for a mature laparoscopic prostatectomy program. JSLS. 2008; 12: 9-12.

[4] Reznick RK, MacRae H. eaching surgical skills—changes in the wind. N Engl J Med. 2006; 355: 2664-2669.

[5] Maithel S, Sierra R, Korndorffer J, et al. Construct and face validity of MIST-VR, Endotower, and CELTS: are we ready for skills assessment using simulators? Surg Endosc. 2006; 20: 104-112.

[6] Scott DJ, Bergen PC, Rege RV, et al. Laparoscopic training on bench models: better and more cost effective than operating room experience? J Am Coll Surg. 2000; 191: 272-283.

[7] Snyder CW, Vandromme MJ, Tyra SL, et al. Proficiency-based laparoscopic and endoscopic training with virtual reality simulators: a comparison of proctored and independent approaches. J Surg Educ. 2009; 66: 201-207.

[8] McDougall EM, Corica FA, Boker JR, et al. Construct validity testing of a laparoscopic surgical simulator. J Am Coll Surg. 2006; 202: 779-787.

[9] Woodrum DT, Andreatta PB, Yellamanchilli RK, et al. Construct validity of the LapSim laparoscopic surgical simulator. Am J Surg. 2006; 191: 28-32.

[10] Panait L, Akkary E, Bell RL, et al. The role of haptic feedback in laparoscopic simulation training. J Surg Res. 2009; 156: 312-316.

[11] Andreatta PB, Woodrum DT, Birkmeyer JD, et al. Laparoscopic skills are improved with LapMentor training: results of a randomized, double-blinded study. Ann Surg. 2006; 243: 854-860.

[12] Lucas SM, Zeltser IS, Bensalah K, et al. Training on a virtual reality laparoscopic simulator improves performance of an unfamiliar live laparoscopic procedure. J Urol. 2008; 180: 2588-2591.

[13] Mimic Technologies, Inc. http://www.mimc.ws. Accessed 5 October 2009.

[14] McDougall EM. Validation of surgical simulators. J Endourol. 2007; 21: 244-247.

[15] Lendvay TS, Casale P, Sweet R, et al. VR robotic surgery: randomized blinded study of the dV-Trainer robotic simulator. Stud Health Technol Inform. 2008; 132: 242-244.

[16] Sethi AS, Peine WJ, Mohammadi Y, et al. Validation of a novel virtual reality robotic simulator. J Endourol. 2009; 23: 503-508.

[17] Kenney PA, Wszolek MF, Gould JJ, et al. Face, content, and construct validity of dV-trainer, a novel virtual reality simulator for robotic surgery. Urology. 2009; 73: 1288-1292.

[18] Lerner MA, Ayalew M, Peine WJ, Sundaram CP; Does Training on a Virtual Reality Robotic Simulator Improve Performance on the daVinci® Surgical System? J Urol. 2010, in press.

[19] Cosman PH, Hugh TJ, Shearer CJ, et al. Skills acquired on virtual reality laparoscopic simulators transfer into the operating room in a blinded, randomised, controlled trial. Stud Health

Technol Inform. 2007；125：76-81.

[20] Halvorsen FH，Elle OJ，Dalinin VV，et al. Virtual reality simulator training equals mechanical robotic training in improving robot-assisted basic suturing skills. Surg Endosc. 2006；20：1565-1569.

[21] Seymour NE，Gallagher AG，Roman SA，et al. Virtual reality training improves operating room performance：results of a randomized，double-blinded study. Ann Surg. 2002；236：458-463.

[22] McDougall EM，Kolla SB，Santos RT，et al. Preliminary study of virtual reality and model simulation for learning laparoscopic suturing skills. J Urol. 2009；182：1018-1025.

第七章　使用虚拟现实技术学习腹腔镜胆囊切除术的过程研究

Amina A. Bouhelal, Hitendra R. H. Patel, and Bijendra Patel

背景： 基于熟练程度的虚拟现实技术训练课程已被证明是对传统外科手术训练的一种有效补充，然而相关研究在相当长的一段时间里一直停滞不前。在本研究中，我们针对初学者应用虚拟现实技术学习并掌握腹腔镜胆囊切除术技能所需要的时间与练习次数进行分析，为制定更合理的训练课程提供一定的依据。

方法： 共32名初学者进行本次前瞻性随机研究。他们将在高真实度Simbionix Lap Mentor商用虚拟现实模拟器上完成9项基础任务、4项操作任务和完整的腹腔镜胆囊切除术。以一名经验丰富的腹腔镜外科医生的操作水平作为标准来评估培训课程中学员的熟练程度。

结果： 30名初学者顺利完成了培训课程，并且是以不同的速度达到了预期的熟练程度，基本与真实的外科学习曲线相符。

结论： 将设计合理的虚拟现实培训课程科学地插入整体培训计划中，不仅能够为初学者提供一个安全的培训环境，使其达到合格的技能操作水平，还能够提供一个客观的评价标准，以保证培训的质量。

关键词： 虚拟现实；模拟器；培训；熟练程度；初学者

要点

- ❖ 虚拟现实技术是外科教育中一个可行且重要的培训手段。
- ❖ 具有熟练程度评价标准的课程对于外科培训至关重要。
- ❖ 虚拟现实培训及模拟器量化评价能为外科培训提供客观评价标准。
- ❖ 基于虚拟现实技术能够设置更合理的培训计划，并为外科学员提供更安全的培训环境。
- ❖ 虚拟现实技术能够用于对外科医生技术能力的评定与再评价，并可以用于定期技能考核。

引言

　　一直以来，外科培训多是通过Hastedian提出的学徒模式来进行的，而随着日常工作强度的增加、医生工作时间的减少以及手术操作复杂性的不断升级，这种难以保证医疗安全及教学效果的学徒模式已经不是培训外科医生的最佳选择。

　　将外科理论知识转变成手术技能实践的过程中，各种形式的模拟培训一直发挥着至关重要的作用，虚拟现实技术同样也不例外。作为医学教育中新兴的培训方式，虚拟现实技术的优势毋庸置疑。

　　在西方人群中，胆囊结石患病率为10%~15%，其中，1%~4%的人每年有胆囊炎发作。在英国，每年约进行50 000例胆囊切除术，其中腹腔镜胆囊切除术占70%~90%[1]。

　　在将虚拟现实技术整合入外科培训计划之前，还需要充分了解达到培训要求所需要的模拟时间及必要操作次数，以制定更加合理的课程安排。

　　本研究中我们选择了相对成熟的腹腔镜胆囊切除术培训课程[2]，以调查初学者经过培训达到目标熟练程度所需要的时间与练习次数。

人员招募与方法

　　本研究中，研究对象为未接触过腹腔镜手术或无模拟器操作经验的医学生，随机选取32名学生入组，共30名顺利完成了课程。

纳入标准

　　（1）入选者知情同意。

　　（2）具有一定的医学背景。

　　（3）具有肝胆解剖的相关基础知识，并向所有入选者进行统一的解释以消除潜在的认知偏差。

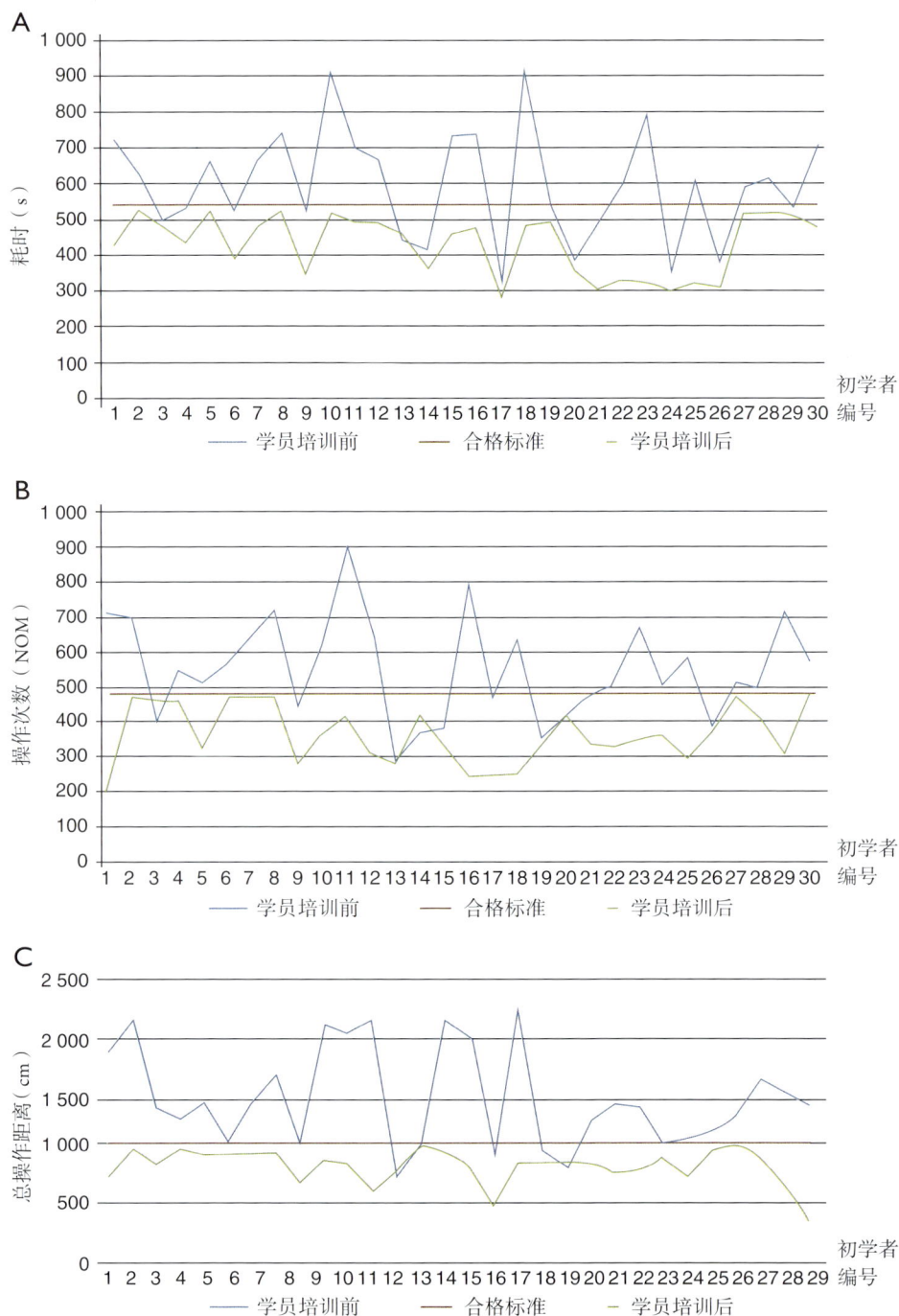

图7-1 初学者与专业人员完成腹腔镜胆囊切除术的操作比较

（A）耗时；（B）操作次数（NOM）；（C）总操作距离（TPL）（cm）。

在整个培训过程中的表现，其中30人都熟练掌握了所有的培训课程。我们重视熟练程度评价标准，是因为它不仅仅是一个客观评价指标，也是针对相应目标的培训课程中最重要的因素之一。

未来，达到设定平台水平所需要的练习时长对基于虚拟现实的模拟培训来说将非常重要，这也意味着需要在模拟练习上投入更多的训练时间。

虽然这个时间可能不一定具有准确的现实意义，但它至少能为我们提供一个参考标准。

结论

尽管学员之间的能力存在差异，但所有初学者都顺利完成了培训课程并熟练掌握了腹腔镜胆囊切除术操作技能，证明这个培训课程是完全可行的。

初学者按照预定的熟练程度评价标准，对自己的能力进行了客观的评估，并得到了有效的指导。

虚拟现实的外科技能培训如果能够顺利开展，对于外科手术训练将具有重大的意义。目前虚拟现实技术已广泛应用于其他一些行业，其应用价值也得到了充分证明，而外科领域缺乏对技能操作的客观评价手段，致使如今的外科教育仍重视理论知识的培养而忽略了外科操作的培训。将虚拟现实技术用于手术培训，不仅能整体提高医疗和医学教育水平，为外科医生提供充足的操作实践机会，还可作为竞争日益激烈的外科医生选拔的工具。

虽然这种改变可能不会立竿见影，但在不久的将来，虚拟现实技术一定会成为外科培训中不可或缺的一部分。

参考文献

[1]　Gurusamy K，Samraj K，Gluud C，Wilson E，Davidson BR. Meta-analysis of randomized controlled trials on the safety and effectiveness of early versus delayed laparoscopic cholecystectomy for acute cholecystitis. Br J Surg. 2010；97(2)：141-150.

[2]　Aggarwal R，Crochet P，Dias A，Misra A，Ziprin P，Darzi A. Development of a virtual reality training curriculum for laparoscopic cholecystectomy. Br J Surg. 2009；96(9)：1086-1093.

第八章　创伤外科模拟器在战地外科中应用的经验总结

Simon S. Fleming and John-Joe Reilly

摘要： 由于很多创伤急救团队的成员很少能够亲身经历严重的创伤患者的抢救，所以创伤患者的抢救训练不能采用"先做后学"的方式，而且考虑到如今患者对安全的需求，"先做后学"更显得难以让患者接受，也与现代外科培训模式不符。同时，在救治创伤患者的高压力易变环境下，操作者很容易发生失误或使微小失误扩大化。无论是在急诊还是在手术室或是在重症监护室救治创伤患者，都要依靠整个团队的努力，且需要过硬的技术能力，加上良好的沟通或团队合作等非技术能力，治疗才能更好地起作用。有证据表明，当创伤急救团队进行有效的模拟培训后，能显著提高团队工作的质量，减少团队的临床失误。

关键词： 创伤；模拟；军事；外科；战争

要点

- ❖ 实际工作中并不一定能积累创伤急救的经验。
- ❖ 因为模拟操作环境是安全的，所以发生操作失误不会造成医疗风险。
- ❖ 可用于培训和改进常规事件的处理过程。
- ❖ 更符合现实的设定。
- ❖ 创造情境，提供灵活、有针对性的学习机会。
- ❖ 重复性培训。

❖ 学习过程更侧重于体验性、参与性和愉悦性。
❖ 及时的反馈。
❖ 存在技术掩盖教育原则的风险。
❖ 基于技术性和非技术能力的培训，例如团队合作和交流。

引言

对于外科医生来说，模拟本身并不是什么新奇的概念。从医学生涯的最开始起，外科医生就在动物和尸体身上进行模拟练习，为未来的临床工作做准备。然而，创伤和模拟创伤有其自身的特点和难点。除非是在繁忙的急诊工作，否则对于大部分临床医生来说，亲身救治严重创伤患者积累相关临床经验的机会相当有限。不是每个人都能够那么"幸运"地经历重大创伤急救场面。就其本质而言，创伤属于突发事件。受训者可能完成整个临床轮转后都没见过严重的创伤患者，而处理这种情况不仅需要技术能力，还要有良好的非技术能力（如沟通能力、决策能力、环境感知能力和团队合作能力等）。的确，虽然已有不少关于创伤急救培训的课程，如急性创伤生命支持课程（ATLS）、急诊外科与创伤专业技能（SSEST）以及创伤外科救护教程（DSTC/DSTS），但它们都是基于模拟、人工模型和患者模拟器（HPS）的教学和评估。所以就创伤急救培训而言，模拟是提升真才实学的最佳方式[1]。

> 外科医生必须十分谨慎，当拿起手术刀的时候！
> 在良好的切口下面搅动的罪魁祸首——生活！
>
> Emily Dickinson

直到目前为止，基于Halstedian师徒式的"先看，再做，后教（See One, Do One, Teach One）"的方法，虽然经受住了时间的考验，但在相当长的时间里依然没什么发展。然而，要想在充分保证医疗安全的前提下满足培训外科医生的需求，传统培训方式必然要发生改变[2]——但如何改变呢？医生亲临现场掌握的第一手临床经验是否还是必要条件呢？当我们把视线转向其他一些专业领域如飞行员或钢琴家的成熟过程时发现，要从门外汉成长到行业认可的"专家"，大约需要10 000 h或10年以上的训练[3]。而要保持个人的专业水平，仅靠"不间断执业（in the job）"是远远不够的，还需要引入外科培训中的一个新概念——刻意训练（deliberate practice）[4-6]。然而对创伤急救领域来说，这一概念付诸实践却极度困难，因为不像其他临床科室一样，没有人能够确保什么时候会遇到什么样的创伤患者。因此，年轻的医生们必须主动意识到，在当今培训框架和"高级"医疗服务（"senior lead" service）的需求下，患者被当做操作练习对象的情况大幅减少，以往的"动手"机会也将不复存在[7]。但是，光意识到这点还不够，不能守株待兔，等着典型的多发伤患者自动上门，因为现实工作中是否能碰到这样的临床病例都是个未知数。

这一背景使我们将目光转向模拟，目前模拟培训和医学界对模拟培训的接受度都呈上升趋势[8]。这是因为无论在急诊还是手术室，创伤患者的急救过程都不是简单的个人操作，而是需要众多任务分工不同、使用设备不同的整个团队成员的努力。理论上接受模拟形式的团队培训能够增加团队成员间的默契程度。团队成员间交流不畅已经被广泛认为是引起失误的一大原因，而且这些失误往往发生在事件进展的关键时刻[9-10]。模拟的有效性早已在运用多年的军事演习中得到证实[11]，其实军事演习和我们所说的"模拟培训"并没有什么本质区别。

如今，可一键转换"休克"或"出血"模式的高仿真模拟器（图8-1）、通过化妆或特效扮演标准化患者的演员（图8-2）（许多公司不仅提供人造模型和模拟演员，而且还能模拟非常逼真的断肢场景[12]）、盒式模拟器、虚拟现实培训师以及动物/尸体等，有许多方式能够让受训者在没见过真实病例的情况下，有效地学习如何救治创伤患者。不过整个体验过程倒是可能充满戏剧性，虽然大多数都很好管理，但是我们也需要一些"将信将疑"的态度以最大程度地运用模拟技术。

综上所述，不难得出结论，为了获得更安全、客观、有效的培训，模拟在创伤培训中发挥着重要的作用。大量研究表明[13]，有效的模拟培训和假设模拟培训已在众多医学领域里开展（表8-1），受训者的认知和情感技能也都得到了不同程度提升[14-15]（例如，领导能力，团队协作能力，甚至在紧张情形下受到他人焦虑情绪的影响程度）。所以，模拟培训的优势很明确，对患者来说更安全，还可以降低低年资外科医生的失误率以及改善临床预后，使得医疗摆脱"拿患者练手"所造成的伦理问题，也解决了培训时间有限的问题。然而，正如所有事物一样，手术模拟器的培训也存在着局限性。接受外科培训的学员

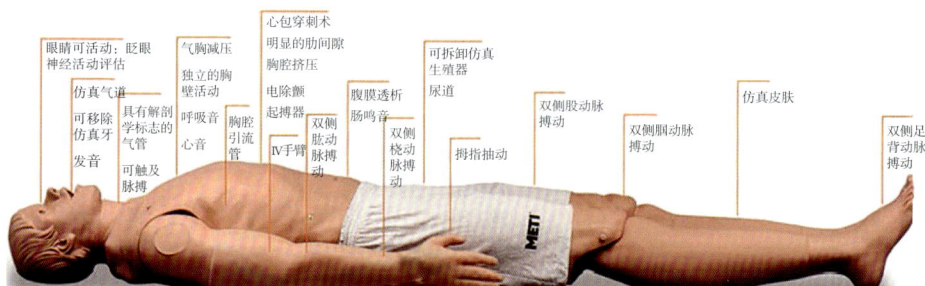

图8-1　CAE医疗仿真患者模拟器（由CAE医疗授权许可使用）

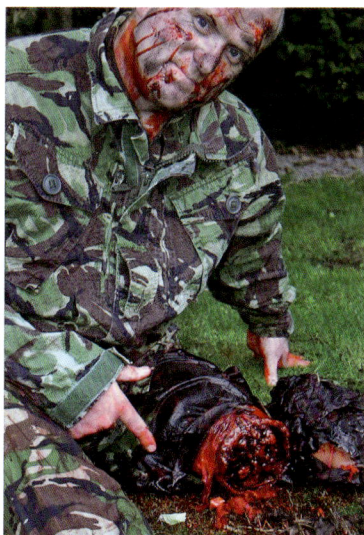

图8-2　模拟外伤截肢手术（由ACS
有限责任公司授权许可使用）

表8-1　合适的模拟标准

给建设性的反馈
刻意的练习机会
有效的培训场景
与课程相结合
定义明确的学习效果
多种可能的状况和情境
一系列困难
控制设备

必须具备适当的理论和操作基础。只琢磨如何"搞定模拟器"并没有什么用处，它并不是小孩玩电脑游戏，而是基于对相关特殊病例解剖和病理生理学的理解。此外还有一点，那就是培训从始至终都依赖于模拟技术。越来越多的文献、研究显示，培训一位名外科医生，不能把重心都放到硬件技术上，只能把硬件设备视为外科教育更高维度的一种工具，外科培训不只是简单地、机械性地完成一项技术任务，而是通过教育把临床实践全面融入团队实践[16-17]。一位模拟培训的前辈指出，"模拟器的价值仅存在于整个教育课程中，技术必须以支持培训目标为出发点"[18]。要以可用的技术来提高教育质量，而不是简单地

[21] DeAnda A, Gaba DM. Role of experience in the response to simulated critical incidents. Anesth Analg. 1991; 72: 308-315.

[22] Byrne AJ, Jones JG. Inaccurate reporting of simulated critical anaesthetic incidents. Br J Anaesth. 1997; 78: 637-641.

[23] Bradley P, Bligh J. One year's experience with a clinical skills resource centre. Med Educ. 1999; 33: 114-120.

[24] Knudson MM, Khaw L, Bullard MK, Dicker R, Cohen MJ, Staudenmayer K, Sadjadi J, Howard S, Gaba D, Krummel T. Trauma training in simulation: translating skills from SIM time to real time. J Trauma. 2008; 64(2): 255-263; discussion 263-264.

第九章 外科手术远程医疗在临床和教学上的优势

Knut Mague Augestad, Taridzo Chomutare, Johan G. Bellika, Andrius Budrionis, Rolv-Ole Lindsetmo, Conor P. Delaney and Mobile Medical Mentor (M3) Project Group*

背景：视频会议技术的发展使得外科远程医疗更加便捷和成熟，不过远程医疗还有些潜在的优势被忽视了。

目的：总结优势，指出面临的主要难题，并分享我们的经验。

方法：进行系统性回顾，调查内容分别从临床层面、培训层面和技术层面进行阐述。

结果：分属11个外科专科共179名外科医生分别实施的392例手术。最常规的远程指导手术是腹腔镜胆囊切除术（56例，14%）、主动脉瘤的介入治疗（48例，12%）和腹腔镜直肠手术（24例，6%）。111例手术（27%）采用了腹腔镜，其中6例（5%）转为开腹手术。10例（2%）出现了手术并发症（肝脏出血、腹腔镜穿刺孔出血、胆汁淤积、术后肠梗阻、创口感染、浆膜撕裂、髂动脉穿孔）。有7项（27%）针对外科医生教育培训的调查，结论均表明手术水平在指导下可得到提高。有63名医学生、48名外科医生及24名外科住院医生参与了研究。2例远程指导手术结合了仿真模拟训练，有3例结合了机器人操作。调查中有13项（50%）为跨机构性质的远程指导，7项（27%）为跨国或者洲际远程指导。高达83%的外科医生认为外科远程指导系统有很好的效果，然而仅有5项（19%）调查对外科医生关于外科远程指导技术的满意度进行了系统评估。

临床层面

23例调查报道了临床结论[8,11,27-37,39,41-45,49-52]。有3篇通过机器人和模拟器来分析远程指导技术的调查报告，但没有提供临床结论[38,47-48]。总计有179名外科医生实施了392例外科手术。覆盖了几乎所有外科领域，其中消化系统手术最多（124例，31%）。最常见的术式是腹腔镜胆囊切除术（56例，14%）、主动脉瘤的介入治疗（48例，12%）和腹腔镜直肠手术（24例，6%）。111例手术（27%）采用了腹腔镜，其中，6例（5%）转为开腹手术。10例（2%）出现手术并发症（肝脏出血、腹腔镜套针孔出血、胆汁淤积、术后肠梗阻、创口感染、浆膜撕裂、髂动脉穿孔）（表9-1）。

培训层面

7项（27%）调查研究在研究结果中报道了培训相关的问题[30,32,35,38-39,47-48]。有2项调查研究有医学院学生（63人）参与，有2项研究对外科医生（48人）进行了问卷调查，另有3项研究针对外科住院医生（24人）进行了调查。在所有的调查研究中均有一位培训师参与。2项调查研究在远程指导系统中整合了外科手术模拟装置。远程指导技术和手术操作的效果通过下述几种方法进行评估：解剖学标志的识别，国际腹腔镜手术操作评估标准，以及任务性操作的评估（抓取、切割、夹钳放置、缝合、动作平稳度）。所有报告中均描述了专家—新手培训模式。3项研究中报道了机器人手术（远程操控照相机镜头或者抓取器）跨机构性的远程指导过程（附属教学医院与地方医院），2项研究则是报道了使用模拟器跨洲际远程手术。2项研究中采用了模拟装置，3项研究中使用了机器人。所有的调查报告均得出了远程指导系统在手术结果方面具有积极影响的结论（表9-2）。

技术层面

19%的研究（5项）采用了诸如手机或个人电子设备辅助系统（PDA）等移动设备平台。这些与临床背景并无关系，而在2006年之前大多数的研究中采用的仅为ISDN连线（带宽<512 kbps）。在这种情况下，最常见的方案是双方各采用4条 128 kbps的ISDN连线进行双向交流。2006年之后无线局域网（WLAN）作为移动网络平台越来越普及。6例研究（23%）中写明了视频编码方法，7项研究（26%）中标明了视频解析度。8项研究（29%）中报道了视频传输延迟的程度，仅提出了2种方案可以将延迟控制在可接受范围内（单向250 ms，双向500 ms）。13项研究采用了"远程解释"系统，有1项研究中采用了鼠标指示器。大多数研究（73%）采用了商业化的设备，也有一些采用了自主研发设备（$n=5$）和无设备方案（$n=2$）（表9-3）。

表9-1 外科远程指导系统的临床相关数据

外科专业	术式	病例数 (n=392)	手术时间 (min) 远程指导	手术时间 (min) 非远程指导	并发症/意外	指导者(机构)与被指导者(机构)的级别	指导者人数	作者
泌尿外科	腹腔镜肾切除术	5	NA	NA	无	专家—住院医师	NA	Argawal[11]
	内镜肾切除术	14	NA	NA	无	NA	NA	Bauer[28]
	盆腔淋巴结切除/肾活检/腹腔镜肾切除术	4	240	225	无	专家—住院医师	1	Challacombe[31]
	腹腔镜精索静脉高位结扎术/经皮肾镜取石术	2	25	NA	无	专家—住院医师	1	Rodrigues Netto[37]
内分泌科	肾上腺切除术	8	NA	NA	肝出血	专家—专家	1	Bruschi[29]
	甲状腺切除术	25	NA	NA	无	教学医院—住院医师	1	Rafiq[39]
	甲状腺切除术	15	NA	NA	无	专家—专家	NA	Tamariz[49]
消化外科	腹腔镜胆囊切除术	34	NA	NA	胆漏/1次意外	专家—住院医师	NA	Byrne[30]
		12	92	94	无	专家—住院医师	NA	Sawyer[41]
		10	NA	NA	无	专家—住院医师	NA	Parker[51]
	内窥镜手术	23	NA	NA	无	NA	NA	Gandsas[35]
	腹腔镜结肠切除术	4	150	108	术后肠梗阻/伤口感染	教学医院—当地医院	1	Schlachta[42]
		2	150	124	出血	教学医院—当地医院	1	Schlachta[43]
		18	NA	NA	浆膜撕裂/2次意外	教学医院—当地医院	NA	Sebajang[44]

续表9-1

续表9-1

外科专业	术式	病例数（n=392）	手术时间（min）		并发症/意外	指导者（机构）与被指导者（机构）的级别	指导者人数	作者
			远程指导	非远程指导				
	双侧腹股沟疝	2	105	NA	无	教学医院—当地医院	1	Rodas[27]
	胃腹疝	19	NA	NA	腹腔积血/2次意外	教学医院—当地医院	NA	Sebajang[45]
急诊医学	牛手术（bovine surgery），心脏手术，下肢，头部	48	完成辅导组速度提升56%		无		NA	Ereso[32]
神经外科	颅颌面	50	NA	NA	无	教学医院—当地医院	NA	Ewers[33]
		6	NA	NA	无	教学医院—当地医院	NA	Mendez[36]
妇科	腹腔镜子宫切除术/探查性腹腔镜手术	20	NA	NA	无	专家—住院医生	NA	Gambadeuro[34]
小儿外科	腹腔镜肠息肉 膈肌疝 闭锁	3	90 30 90	NA	无	高年资医生—低年资医生	NA	Rothenberg[8]
血管外科	血管内治疗主动脉瘤	48	127	120	髂动脉破裂/1次意外	教学医院—当地医院	NA	Di Valentino[50]
骨科	整形手术关节镜	20	NA	NA	无	专家—专家	NA	Seemann[52]

180位外科医生进行了392例外科手术，包括了11个外科专业。最常见的手术是腹腔镜胆囊切除术（48例，12%），腹腔镜结肠切除术（24例，6%）。111例（27%）行腹腔镜手术，中转开腹6例（5%）。10例并发症被报告。3项调查由于没有临床结果并未报告。主动脉夹层动脉瘤的血管内治疗（48例，14%），主动脉瘤内治疗（56例，14%）。

表9-2　带有培训教育结论的外科远程指导系统研究

培训相关		详情（n=7）
培训师		7
参与人员	医学院学生	63
	外科住院医生	24
	外科医生	48
手术内容（研究论文数量n）		腹腔镜胆囊切除术（1） 心包膜手术（2） 内窥镜手术（1） 开放性甲状腺切除术（1）
培训结果（研究论文数量n）		国际腹腔镜手术操作评估标准（1） 全球评级标准（1） 解剖学标志的识别（3） 任务性操作技术（抓取、切割、夹钳 放置、缝合、动作平稳度）（2）
模拟系统		2
机器人		3
固定视频会议系统		5
移动视频会议系统		2
院内视频会议系统		4
跨机构视频会议系统		3
国际视频会议系统		2
手术水平提高		7

本次分析总结的所有研究报告（27）均在讨论部分涉及了一定形式的培训相关内容，然而仅有7例研究报告（27%）对操作和培训成果进行了系统性的评估分析。研究报告报道了手术结果全部得到了改善。

讨论

研究成果总结

　　当前关于视频会议技术在外科手术应用方面的理解还不够。我们报道了392例外科手术，并发症的发生率为4%。这一并发症发生率与现场手术并发症的发生率没有显著差异。腹腔镜胆囊切除术、腹腔镜直肠切除术和动脉瘤血管内手术是最常见的手术。所有的研究报告均涉及培训内容，但是仅有7例（27%）对手术操作和培训成果进行了系统性的评估分析。大多数研究属于跨机构甚至跨国性质的，83%的外科受训者对外科远程指导技术的使用远景持正面意见。从仅有27%的论文提出明确的研究问题这一点上看，研究质量方面还

表9-3 2000—2010年间远程指导设备的技术特性

技术特性		设置		全部 $n=27$（%）
		试验/模拟 （$n=10$）	临床 （$n=17$）	
技术方案的选择 （缺失4）	商业	6	12	18（66）
	内部	3	0	3（11）
	免费软件	1	1	2（7）
带宽[a]（缺失8）	<150 k	1	1	2（7）
	150~512 k	7	8	15（58）
	768 k~1.2 m~54 m	1	4	5（18）
视频编码（缺失17）	H261~263	2	3	5（18）
	H320~323	2	0	2（7）
	MPEG4 176×144	2	0	2（7）
清晰度（缺失18）	320×240	3	1	4（15）
	344×288	2	2	4（15）
	768×492 1 024×768	1	0	1（4）
延迟（ms）[b]（缺失18）	<100	1	0	1（4）
	100~500	0	5	5（18）
	>500	2	0	2（7）
设备	移动电话	5	0	5（18）
	远程解释系统	4	8	12（44）
	遥控操作机器人	1	2	3（11）
远程指导形式	机构内	5	5	10（38）
	跨机构	3	13	16（59）
	国家内	7	9	16（59）
	国际 洲际	2	6	8（29）

有5份研究报告指出了一些技术问题，有10份研究报告表明没有任何技术困难，其余的调查报告没有涉及有关技术问题的内容。

定义：临床研究——在实际临床条件下传输视频直播的研究。实验性/模拟研究——其他的研究。

缩写：kbps=千字节每秒（k）；Mbps=兆字节每秒（m）；ms，毫秒。

[a]带宽：用字节/秒（千字节/秒，兆字节/秒等）为单位所表达的可用或已用数据传输资源；[b]延迟：视频传输延迟。

有不少提高空间。另外仅有30%的调查在技术性方案的用户满意度方面进行了评估。

临床层面

一项最新的综合分析表明，受训者在有经验的培训师的指导下行腹腔镜直肠手术的效果与外科专家手术相当[6]。有2项关于腹腔镜远程指导技术的研究[43,45]指出，远程指导手术在预后、吻合口瘘和死亡率等方面相比于现场监控手术没有任何显著差异。Panait团队的研究也展示了类似的结果[38]。在我们的综述中，2%的总体并发症发生率和6%的转归率与其他调查报告的结果是一致的[6]。有1项研究报道表明，使用远程遥控系统与现场手术相比缩短了手术时间[32]，而Schlachta团队的研究[42-43]表明远程指导手术时间延长了，但是患者留院时间显著缩短。大部分研究既不是随机设计也不是对照设计，使得结果的显著性分析变得很困难。有些研究将参考文献作为对照[29,53]，而大多数则是记录绝对数值[8,30-31,37,45,49]。在我们选用的调查中，没有阐述任何表明外科远程指导系统在费用、效率方面有优势的证据，例如减少转院或者其他资源的使用。

外科医生教育层面

如果接受过培训的外科医生的比例不增加，合格的外科医生的总数量将会持续降低[54]。Etzioni等[55-56]在2003年报道说，由于人口增长/老龄化，2001—2020年外科工作量会增加31%。而Williams等最近的预计[57]则是外科人力缺口在2030年会达到9%，其他专科方面的短缺更加显著。这些都表明外科培训必须在广度和深度上有所增加，视频会议系统和远程指导系统正可以用来满足这种需求。远程指导系统作为一种不同层次间的医疗教育培训工具在各外科专科中都有应用[58-59]。Demartines等[60-61]分析了远程医疗在外科培训及患者护理方面的作用。在已经实施的70例视频会议中，参与受训者的满意度非常高，临床文件传输准确，探讨病例处理的机会也得到显著提高。将各方专家集结成一个群体来研究某个患者的病情，在组织和交通等方面都会是很大的难题。而相隔千里的各领域专家可以通过视频会议系统和远程指导系统共同探讨患者的治疗方案，这种层次的医疗咨询从节约费用的角度上说是其他途径无法实现的。

视频会议系统在全球范围内已广泛用于外科医生的教学培训中。科技知识在外科学方面的飞速更新，使得外科医生和外科医学生们需要更加快捷和全面地掌握高质量的信息。在边远地区，视频会议系统已经被证实是一种有效的教育培训工具。在一项澳大利亚的研究中，大城市儿科临床医学院的培训师通过视频会议系统向两个乡村教学点的儿科外科医生同步授课。视频会议外科学授课作为一种教学培训方法受到了医学研究生们的高度好评[62]。有研究报道了在儿科医生极度短缺的非洲开展类似的视频会议教育培训的项目[63]。在医学生进行外科轮转时，远程指导系统可以作为很有效的方法为他们提供指导性的讲座。这种技术让学生们能够在相距很远的临床部门接受互动式的辅导，无需把宝贵的时间浪费在长途旅行中[64]。

培训层面

要接受一项新技术和培训方法，主要的问题就是培训师和受训者的使用体验。我们的研究表明，用户对于当前技术的接受程度有所欠缺。有些研究关注了培训师和受训者对远程指导中所使用技术性方案的满意度[32,35,38,46-48]。在这些研究中，Sereno和Schneider都提到了直观图像质量至少达到中等程度。但因为只有Schneider提到了视频分辨率问题，所以对于图片分辨率要达到什么标准才能使得指导和被指导双方均获得高直观视频清晰度还缺乏系统性研究。在直观音频质量方面，这些研究中有60%的报道了高水平直观音频质量。此外，对中等水平的直观音频质量有系统性的研究报道。用户层面的另一关键问题是通话双方感觉到了延迟。只有少数研究（10篇）报道了实测的延迟数值，更少有报告指出延迟是如何测定的（双向延迟或单向延迟）。我们根据在视频会议中何种情况通话延迟均会造成沟通障碍的经验采用了单向延迟250 ms和双向延迟500 ms这个适当标准。

技术层面

从技术前景看，远程指导方案中视频编码和视频清晰度等方面是非常关键的问题。视频编码会影响诸如小肠颜色的细微差别如何在视频信号中体现出来等问题。图片清晰与否对是否能高度准确地确认解剖学标志产生影响。因此，我们很惊讶这两方面在研究中却是最被忽视的，仅有3项研究报道了所采用的视频清晰度并且同时提供了对直观图像质量的评估。视频清晰度高于768×492才能实现高水平直观视频质量，而视频清晰度低于320×240则只能实现中等水平直观图像质量。另一个重要的技术层面的问题是，讲师是否能够使用远程解释系统。这是最受关注的技术特性，而且这项特性在所有的远程指导方案里都是必须要有的。

未来技术展望

当前诸如手机和平板电脑这样的移动设备的推广为远程控制系统的研究打开了一片新天地。移动设备远程医疗技术的升级、更新受益于第三代、第四代（3G和4G）移动通讯技术的蓬勃发展以及手机及互联网支持的移动设备使用的普及。视频会议系统作为临床工具在过去的几十年中已被用于很多方面[18]，然而这些系统都是固定设备。移动视频会议系统可以为这项技术提供新的重要优势，以使外科医生们在各种新领域中使用该技术。新兴技术在外科应用中的影响力很难确定，因为之前并没有针对潜在的效果进行详细研究。我们相信在iPad技术基础上发展起来的视频会议技术将会对医学实践起到积极的作用，尤其是对于偏远乡村地区。移动设备在医疗保健方面的研究刚刚起步，还有很多问题和潜力等待发现。

未来的远程指导研究

本文中所采用的大多数研究被定义为弗里德曼第三阶段（Friedman's phase）（80%系统设置），本文属于前瞻性观察统计。根据我们的看法，这一阶段小规模前瞻性远程指导试验已经结束，应该用大规模系统性试验来取代调查性试验。视频会议系统的技术壁垒已经大为减少（至少在西方国家中），高度商业化的远程指导和视频会议设备很容易购买到。因此调查报告不再需要注重技术层面的问题。我们建议未来的远程指导试验应该把关注点放在以下方面：

（1）外科医生的教育培训：外科医生的需求缺口很大。如何利用视频会议系统和远程指导系统来实现低成本教育培训？

（2）临床相关问题：远程指导系统是否是一种安全的培训无经验新外科医生的方式？非现场进行的外科教育培训是否会导致并发症发生率的增加？

（3）远程指导系统引入新技术：远程指导系统如何结合模拟设备、机器人及移动平台在教育培训和临床领域中使用？

（4）认证证书及责任问题：远程指导系统往往会跨机构使用。大学附属医院外科专家的日程往往是排满的，没有时间在医院实地指导外科医生。另外，还有诸如认证证书、授权、医院资金、法律问题和误诊风险等管理上的问题，也是需要解决的。

结论

我们的经验以及对医学文献的全面总结[26]均表明外科远程指导技术非常适用于外科培训和教育。然而远程医疗和视频会议系统在外科领域的使用进展远比预期中的要缓慢。近年来外科远程指导的技术障碍逐渐被攻克，商业化、高质量的视频会议设备也得到了普及。我们在之前的文章[26]中将392例远程指导手术于现场指导的手术作了对比分析。为了满足对外科医生不断增长的需求，用于教育培训目的的外科远程指导系统应该得到更多的研究及评估，新的外科远程指导系统的调查报告应该更加明确研究对象，以便在临床层面、培训层面和技术层面等方面进行系统性的分析。

参考文献

[1] Aucar JA, Doarn CR, Sargsyan A, Samuelson DA, Odonnell MJ, DeBakey ME. Use of the Internet for long-term clinical follow-up. Telemed J. 1998; 4(4): 371-374.

[2] DeBakey ME. Telemedicine has now come of age. Telemed J. 1995; 1(1): 3-4.

[3] Merrell RC, Doarn CR. In Memoriam Michael E. DeBakey, MD. 1908-2008. Telemed J E Health. 2008; 14(6): 503-504.

[4] Jarvis-Selinger S, Chan E, Payne R, Plohman K, Ho K. Clinical telehealth across the disciplines: lessons learned. Telemed J E Health. 2008; 14(7): 720-725.

[5] Doarn CR. The power of video conferencing in surgical practice and education. World J Surg. 2009; 33(7): 1366-1367.

[6] Miskovic D, Wyles SM, Ni M, Darzi AW, Hanna GB. Systematic review on mentoring and simulation in laparoscopic colorectal surgery. Ann Surg. 2010; 252(6): 943-951.

[7] Doarn CR. Telemedicine in tomorrow's operating room: a natural fit. Semin Laparosc Surg. 2003; 10(3): 121-6.

[8] Rothenberg SS, Yoder S, Kay S, Ponsky T. Initial experience with surgical telementoring in pediatric laparoscopic surgery using remote presence technology. J Laparoendosc Adv Surg Tech A. 2009; 19 Suppl 1: S219-S222.

[9] Damore LJ, Johnson JA, Dixon RS, Iverson MA, Ellison EC, Melvin WS. Transmission of live laparoscopic surgery over the Internet2. Am J Surg. 1999; 178(5): 415-417.

[10] Matsumoto E, Lee L, Warren J, Caumartin Y, Shetty A, Touma N, et al. Long-distance telementoring: prospective trial in training laparoscopic radical prostatectomy. J Urol. 2009; 181 (4, Supplement 1): 822-823.

[11] Agarwal R, Levinson AW, Allaf M, Markov D, Nason A, Su LM. The RoboConsultant: telementoring and remote presence in the operating room during minimally invasive urologic surgeries using a novel mobile robotic interface. Urology. 2007; 70(5): 970-974.

[12] Anvari M. Telesurgery: remote knowledge translation in clinical surgery. World J Surg. 2007; 31(8): 1545-1550.

[13] Ballantyne GH. Robotic surgery, telerobotic surgery, telepresence, and telementoring. Review of early clinical results. Surg Endosc. 2002; 16(10): 1389-1402.

[14] Augestad KM, Lindsetmo RO. Overcoming distance: video-conferencing as a clinical and educational tool among surgeons. World J Surg. 2009; 33(7): 1356-1365.

[15] Merrell RC, Doarn CR. Is it time for a telemedicine breakthrough? Telemed J E Health. 2008; 14(6): 505-506.

[16] Lim EC, Seet RC. In-house medical education: redefining tele-education. Teach Learn Med. 2008; 20(2): 193-195.

[17] Dickson-Witmer D, Petrelli NJ, Witmer DR, England M, Witkin G, Manzone T, et al. A state-wide community cancer center videoconferencing program. Ann Surg Oncol. 2008; 15(11): 3058-3064.

[18] Wood D. No surgeon should operate alone: how telementoring could change operations. Telemed J E Health. 2011; 17(3): 150-152.

[19] Friedman CP. Where's the science in medical informatics? J Am Med Inform Assoc. 1995;

2(1)：65-67.

[20] Vuolio S, Winblad I, Ohinmaa A, Haukipuro K. Videoconferencing for orthopaedic outpatients: one-year follow-up. J Telemed Telecare. 2003; 9(1): 8-11.

[21] Wallace P, Haines A, Harrison R, Barber J, Thompson S, Jacklin P, et al. Joint teleconsultations (virtual outreach) versus standard outpatient appointments for patients referred by their general practitioner for a specialist opinion: a randomised trial. Lancet. 2002; 359(9322): 1961-1968.

[22] Ohinmaa A, Vuolio S, Haukipuro K, Winblad I. A cost-minimization analysis of orthopaedic consultations using videoconferencing in comparison with conventional consulting. J Telemed Telecare. 2002; 8(5): 283-289.

[23] Camara JG, Zabala RR, Henson RD, Senft SH. Teleophthalmology: the use of real-time telementoring to remove an orbital tumor. Ophthalmology. 2000; 107(8): 1468-1471.

[24] Schulam PG, Docimo SG, Saleh W, Breitenbach C, Moore RG, Kavoussi L. Telesurgical mentoring. Initial clinical experience. Surg Endosc. 1997; 11(10): 1001-1005.

[25] Rosser JC, Wood M, Payne JH, Fullum TM, Lisehora GB, Rosser LE, et al. Telementoring. A practical option in surgical training. Surg Endosc. 1997; 11(8): 852-855.

[26] Augestad KM, Chomutare T, Bellika G, Patel HRH, Lindsetmo RO, Delaney CP, Mobile Medical Mentor Group (M3). Education of Surgeons and Risk of Complications During Surgical Telemetoring. Surgical Innovation 2011.

[27] Rodas EB, Lati fi R, Cone S, Broderick TJ, Doarn CR, Merrell RC. Telesurgical presence and consultation for open surgery. Arch Surg. 2002; 137(12): 1360-1363; discussion 1363.

[28] Bauer J. International surgical telementoring using a robotic arm: our experience. Telemed J. 2000; 6(1): 25-31.

[29] Bruschi M, Micali S, Porpiglia F, Celia A, De Stefani S, Grande M, et al. Laparoscopic telementored adrenalectomy: the Italian experience. Surg Endosc. 2005; 19(6): 836-840.

[30] Byrne JP, Mughal MM. Telementoring as an adjunct to training and competence-based assessment in laparoscopic cholecystectomy. Surg Endosc. 2000; 14(12): 1159-1161.

[31] Challacombe B, Kandaswamy R, Dasgupta P, Mamode N. Telementoring facilitates independent hand-assisted laparoscopic living donor nephrectomy. Transplant Proc. 2005; 37(2): 613-616.

[32] Ereso AQ, Garcia P, Tseng E, Gauger G, Kim H, Dua MM, et al. Live transference of surgical subspecialty skills using telerobotic proctoring to remote general surgeons. J Am Coll Surg. 2010; 211(3): 400-411.

[33] Ewers R, Schicho K, Wagner A, Undt G, Seemann R, Figl M, et al. Seven years of clinical experience with teleconsultation in craniomaxillofacial surgery. J Oral Maxillofac Surg. 2005; 63(10): 1447-1454.

[34] Gambadauro P, Magos A. NEST (network enhanced surgical training): a PC-based system for telementoring in gynaecological surgery. Eur J Obstet Gynecol Reprod Biol. 2008; 139(2): 222-225.

[35] Gandsas A, McIntire K, Montgomery K, Bumgardner C, Rice L. The personal digital assistant (PDA) as a tool for telementoring endoscopic procedures. Stud Health Technol Inform. 2004; 98: 99-103.

[36] Mendez I, Hill R, Clarke D, Kolyvas G. Robotic long-distance telementoring in neurosurgery. Neurosurgery. 2005; 56(3): 434-440; discussion 434-440.

[37] Rodrigues Netto Jr N, Mitre AI, Lima SV, Fugita OE, Lima ML, Stoianovici D, et al. Telementoring between Brazil and the United States: initial experience. J Endourol. 2003; 17(4): 217-220.

[38] Panait L, Rafiq A, Tomulescu V, Boanca C, Popescu I, Carbonell A, et al. Telementoring versus on-site mentoring in virtual reality-based surgical training. Surg Endosc. 2006; 20(1): 113-118.

[39] Rafiq A, Moore JA, Zhao X, Doarn CR, Merrell RC. Digital video capture and synchronous consultation in open surgery. Ann Surg. 2004; 239(4): 567-573.

[40] Schlachta CM, Mamazza J, Seshadri PA, Cadeddu M, Gregoire R, Poulin EC. Defining a learning curve for laparoscopic colorectal resections. Dis Colon Rectum. 2001; 44(2): 217-222.

[41] Sawyer MA, Lim RB, Wong SY, Cirangle PT, Birkmire-Peters D. Telementored laparoscopic cholecystectomy: a pilot study. Stud Health Technol Inform. 2000; 70: 302-308.

[42] Schlachta CM, Lefebvre KL, Sorsdahl AK, Jayaraman S. Mentoring and telementoring leads to effective incorporation of laparoscopic colon surgery. Surg Endosc. 2010; 24(4): 841-844.

[43] Schlachta CM, Sorsdahl AK, Lefebvre KL, McCune ML, Jayaraman S. A model for longitudinal mentoring and telementoring of laparoscopic colon surgery. Surg Endosc. 2009; 23(7): 1634-1638.

[44] Sebajang H, Trudeau P, Dougall A, Hegge S, McKinley C, Anvari M. Telementoring: an important enabling tool for the community surgeon. Surg Innov. 2005; 12(4): 327-331.

[45] Sebajang H, Trudeau P, Dougall A, Hegge S, McKinley C, Anvari M. The role of telementoring and telerobotic assistance in the provision of laparoscopic colorectal surgery in rural areas. Surg Endosc. 2006; 20(9): 1389-1393.

[46] Schneider A, Wilhelm D, Doll D, Rauschenbach U, Finkenzeller M, Wirnhier H, et al. Wireless live streaming video of surgical operations: an evaluation of communication quality. J Telemed Telecare. 2007; 13(8): 391-396.

[47] Sereno S, Mutter D, Dallemagne B, Smith CD, Marescaux J. Telementoring for minimally invasive surgical training by wireless robot. Surg Innov. 2007; 14(3): 184-191.

[48] Snyder CW, Vandromme MJ, Tyra SL, Hawn MT. Proficiency-based laparoscopic and endoscopic training with virtual reality simulators: a comparison of proctored and independent approaches. J Surg Educ. 2009; 66(4): 201-207.

[49] Tamariz F, Merrell R, Popescu I, Onisor D, Flerov Y, Boanca C, et al. Design and implementa-tion of a web-based system for intraoperative consultation. World J Surg. 2009; 33(3): 448-454.

[50] Di Valentino M, Alerci M, Bogen M, Tutta P, Sartori F, Marty B, et al. Telementoring during endovascular treatment of abdominal aortic aneurysms: a prospective study. J Endovasc Ther. 2005; 12(2): 200-205.

[51] Parker A, Rubinfeld I, Azuh O, Blyden D, Falvo A, Horst M, et al. What ring tone should be used for patient safety? Early results with a Blackberry-based telementoring safety solution. Am J Surg. 2010; 199(3): 336-340; discussion 340-341.

[52] Seemann R, Guevara G, Undt G, Ewers R, Schicho K. Clinical evaluation of tele-endoscopy using UMTS cellphones. Surg Endosc. 2010; 24(11): 2855-2859.

[53] Bauer JJ, Lee BR, Stoianovici D, Bishoff JT, O'Kelley S, Cadeddu JA, et al. Remote Telesurgical Mentoring: Feasibility and Efficacy. Proceedings of the 33rd Hawaii International Conference on System Sciences-Volume 5—Volume 5: IEEE Computer Society, 2000.

[54] Etzioni DA, Finlayson SR, Ricketts TC, Lynge DC, Dimick JB. Getting the science right on the surgeon workforce issue. Arch Surg. 2011; 146(4): 381-384.

[55] Etzioni DA, Liu JH, O'Connell JB, Maggard MA, Ko CY. Elderly patients in surgical work-loads: a population-based analysis. Am Surg. 2003; 69(11): 961-965.

[56] Etzioni DA, Liu JH, Maggard MA, Ko CY. The aging population and its impact on the surgery workforce. Ann Surg. 2003; 238(2): 170-177.

[57] Williams Jr TE, Satiani B, Thomas A, Ellison EC. The impending shortage and the estimated cost of training the future surgical workforce. Ann Surg. 2009; 250(4): 590-597.

[58] Demartines N, Mutter D, Marescaux J, Harder F. Preliminary assessment of the value and effect of expert consultation in telemedicine. J Am Coll Surg. 2000; 190(4): 466-470.

[59] Fleissig A, Jenkins V, Catt S, Fallowfield L. Multidisciplinary teams in cancer care: are they effective in the UK? Lancet Oncol. 2006; 7(11): 935-943.

[60] Demartines N, Mutter D, Vix M, Leroy J, Glatz D, Rosel F, et al. Assessment of telemedicine in surgical education and patient care. Ann Surg. 2000; 231(2): 282-291.

[61] Demartines N, Otto U, Mutter D, Labler L, von Weymarn A, Vix M, et al. An evaluation of telemedicine in surgery: telediagnosis compared with direct diagnosis. Arch Surg. 2000; 135(7): 849-853.

[62] Holland AJ, Soundappan SV, Oldmeadow W. Videoconferencing surgical tutorials: bridging the gap. ANZ J Surg. 2008; 78(4): 297-301.

[63] Hadley GP, Mars M. Postgraduate medical education in paediatric surgery: videoconferencing -a possible solution for Africa? Pediatr Surg Int. 2008; 24(2): 223-226.

[64] Stain SC, Mitchell M, Belue R, Mosley V, Wherry S, Adams CZ, et al. Objective assessment of videoconferenced lectures in a surgical clerkship. Am J Surg. 2005; 189(1): 81-84.

多媒体工具的设计和结构中。

多媒体学习系统与手术技能

在设计多媒体技术为基础的手术训练工具时，最先需要考虑的就是将能够体现手术能力的技巧呈现出来。哪种多媒体培训系统在智能界面设计中更具有优越性，是构建有效操作系统的首要问题。手术能力的各个构成部分（包括技术性因素和非技术性因素）详见图10-1。

关键性的技术因素包括视觉–空间能力、洞察力、精神驱动力，后者本身就是知识与灵活性的结合[4,7-8]。尽管视觉–空间能力很大一部分是天生的，但是世界范围内的外科专家们一致认为，在处理人体组织（精神驱动力）、正确适当地使用器械（洞察力）等这些普通能力才是外科医生和受训人员所必须掌握的重要手术技能[9-10]。

视觉–空间能力在很大程度上是需要天赋的，这与学习新事物的能力相关[8]。尽管如此，视觉–空间能力欠缺也可以通过加强训练和正向反馈来克服[8]。多媒体学习系统似乎对促进视觉–空间能力并没有直接作用，然而通过动态演示关键性的场景有利于那些视觉–空间能力不佳的受训者克服学习空间任务中所遇到的困难[11-12]。

洞察力是由经验和特定环境或手术状态中的判断力共同构成的，不要与深度知觉这种类似视觉–空间能力的天生能力混淆[4,13]。这一类技能主要是通过手术室实践中获取的经验而形成的，也可以通过多媒体学习系统展示同一手术操作在不同手术场景的不同情况。

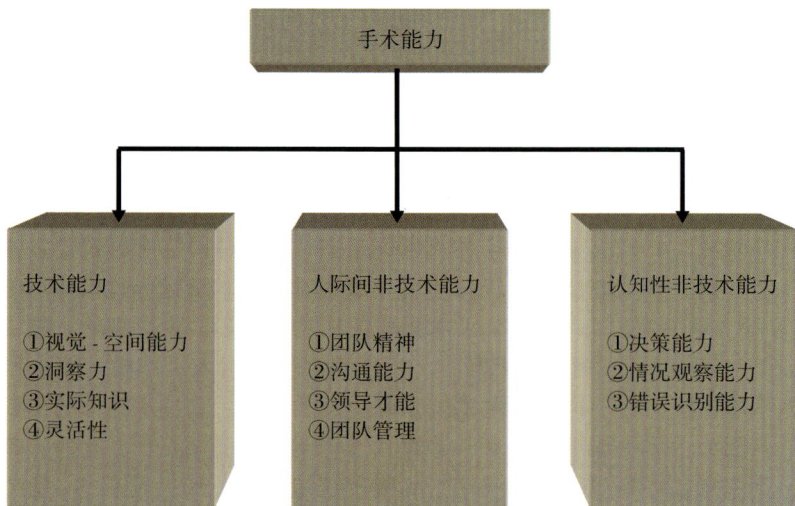

图10-1　手术能力列表

　　无论是单独使用还是与其他培训方法相结合，多媒体学习系统对于提高手术技巧都有帮助。在单独使用的情况下，多媒体学习系统在改善实际操作技能方面有很好的效果[14]。此外，无论是否引入互动形式，它的作用均优于纸质媒体培训方法[15]。多媒体学习系统与其他培训方法相结合可进一步提高效率，尤其是在集体多媒体培训之后个人采用模拟组织进行操作训练[16]。引入诸如认知任务分析（Cognitive Task Analysis，CTA）等认知体系相关的教育技术也可以提高培训效率[14,17]。这些认知能力训练不但将一台复杂的手术分解为一个个独立的步骤，而且将其中涉及的感知性提示和更高层的思考内容都体现出来。这种形式的培训无需专家亲自指导，特别适合作为便携式培训方案来使用。

　　从理论知识的学习角度来说，多媒体、纸质媒体或常规讲座在学习效果上没有太大区别，但是在手术室操作手术演示这一类实践性质技能的学习方面，多媒体要更胜一筹[15,18-19]。整合认知任务分析（CTA）手段在对手术操作的即时理解以及之后对知识的巩固两方面均有提高[20]。从受训者的角度看，使用网络多媒体学习，简单、便捷、有趣味性、参与度高、实用性强，因此具有很高的满意度，也能提高学习动力[21-23]。此外，使用者中很大一部分表示，相比于专家授课，他们更愿意使用计算机作为获取信息的方式[21]。这一领域里很重要的一方面就是解剖学和解剖层次的识别。针对这个问题，多媒体学习系统足以作为一个独立工具来达到教授简单解剖学的目的，培训者普遍认可这种方法而且认为其优于传统的教学方法[24-25]。

　　非技术能力被分为与人际关系和认知能力相关的两个类别。在人际关系方面，团队精神和沟通能力是最重要的两项[4,7,26-27]。其他重要的能力包括领导才能、团队管理以及规划和预测能力[5-6]。重要的认知能力包括决策能力、观察能力和错误识别能力[5-7,26]。其他认知能力包括风险评估、预见性和变通适应能力[6]。

　　人际关系主要是在日常外科临床工作和实际手术中建立起来的。采用麻醉师、外科医生、护士等构成的模拟环境对于受训者来说是手术室外建立人际关系最有效的方式[27-28]。随着技术的进步，未来也许会出现互动式应用系统来进行手术室人际关系的技巧培训，但是目前多媒体系统在这一领域内的作用是有限的。

　　与人际关系培训方面的局限性相反，多媒体学习系统在认知能力培训方面有着很好的效果。这个结论最早由一项多媒体培训和传统培训在提高常规手术认知能力方面的对比性研究提出[29]。这项早期研究的结果显示，多媒体学习系统可以使无论是否具备经验的受训者在认知能力方面均获得提高。在认知能力的各项组成部分中，决策能力最容易通过多媒体学习系统得到提高。

　　手术中决策能力的重要性不容忽视，相关研究表明手术过程的关键点中有

75%与决策能力相关，而其余的才是技术相关性的[30]。研究表明数码多媒体系统对提高医生决策能力非常有效，尤其是在CTA被引入的情况下[14,31-32]。网络多媒体同样能提升这些技能，并且还有接受度高的优势[22-23]。另外，多媒体系统对解决团队协作也有一定的帮助[19]。

发现错误的能力与手术操作能力相关，也是一项重要的认知性能力[33]。将错误发现能力通过视频和动画用互动练习的形式整合到多媒体平台中相对比较简单。

最后一项技能，即情况观察能力。是指观测、了解并且预见动态环境中的关键因素[26]。对于这项能力，多媒体学习系统的作用不大。

多媒体学习系统设计和结构

高效多媒体学习系统设计的关键是界面设计、视频资料、图形、动画和解说词，以及评估反馈功能。在设计应用程序的时候，需要对上述方面同等重视。重要部分的关键点总结见表10-1。

对受训者最有帮助的设计特性：容易访问并且易于操作的界面[19,22-23]。简洁的导航要符合认知负荷要求，不能过于复杂[34-36]。导航框架适用于各种水平的用户，还可用附加超链接的方式让用户访问更多其他资源[25,34]。此外，界面设计应该具有吸引力，鼓励互动，让使用者保持学习兴趣[37]。对初级受训者，应该限制导航层级，通过了解完整的手术操作作为入门手段[34]。反之，对高级受训者来说，多媒体应用依照成人学习理论设计，让他们直接访问与他们培训需求最相关的那部分内容[38]。导航结构可以通过放置超链接访问其他资源来拓展[25]。

表10-1　建议使用的多媒体设计内容

多媒体组件	建议采用的设计
界面	界面设计应该注重于如何吸引用户的兴趣，在不同指导部分之间采用最简单的导航形式。导航结构对于初级受训者比较严谨，对高级受训者相对宽松自由。通过链接可以访问辅助资源
视频资料	视频资料应该遵循认知任务分析原则，解构成手术的各个组成步骤。每一步骤应该提供多种示例以便呈现与决策等认知技能相关的各个方面
图形	图形元素用来促进学习而不是仅仅为了好看。在使用动画和静态图像时，尽量使用小旋转角度的主视野与三维重构形成交互
解说词	解说词编辑合理并与视频同步。提示等原则应该用于帮助学习。屏幕文字越少越好
评估与反馈	应该分别设计针对受训者的摸底测验和验收考试来帮助实现培训目标。有即时分数反馈

一般来说，学员只能记住他们听到的20%的内容和看到的40%的内容，但如果在他们听和看的同时参与互动，则可以记住75%的内容，因此提高学习互动性对应用设计来说非常重要[34,39]。然而，有些研究表明，添加互动功能并不比常规的非互动多媒体系统在提高学习成果方面更有优势[18,40]。不过我们注意到这种情况仅限于简单手术的培训[18,40]。对于复杂手术的培训，引入一定程度的互动内容是很必要也是很有效的。

在展示视频资料时，精简掉冗余的真实现场录像非常关键[34]。研究显示，成年人在相关性强的情况下学习效率会更高[38]。根据这一学习原则，视频内容应该罗列为一系列手术步骤，而且每一视频段落都可以通过导航框架访问[14,31-32]。对于手术的每一个步骤，如果能提供不同条件拍摄的多台手术视屏参考，会有助于提高包括决策能力在内的重要认知技能[14,20]。系统平台应该定期更新以便发布新视频[41]。

动态和静态图像的应用有很多优点，应该作为多层次方法的一部分纳入多媒体设计[29]。静态图像和三维动画通常特别适用于手术关键组成部分的解剖学指导[11-12]。

视频中使用三维动画，相比只用视频更利于学习解剖学知识和提高认知能力[42]。然而这样的动画只适合偶尔用来指明要点，大多数受训者都倾向于小旋转角度的关键解剖学画面[11-12]。

Mayer的研究[36]结果显示"多媒体学习系统的核心作用是代替了工作记忆"。工作记忆通过两种通量或认知负载有限的通路（视觉和听觉）来处理信息。因此，编辑合理的解说词与视频录像本身以及图形内容同样重要，而且应与视觉元素实现同步[34]。运用与认知负荷相关的两项原则可以增加工作记忆的效率，而且在音频使用时非常重要。第一项原则是"提示"效应，将图片或者视频的相关区域标记出来并且加上描述性的音频[36]。第二项是"模式"效应，屏幕上的文字尽量精简，最好用音频替代。然而在有些情况下，使用屏幕文字这种反向模式效应却更加有利于促进学习[35]。为了适应这种非常规状况，在需要更多文字的情况下可以使用精简的屏幕文字和补充文字的链接。

应该分别设计针对受训者的摸底测验和评估测验以实现培训目标和反映培训成果[34]。测验之后还要及时提供反馈给受训者[4,34,41,43]。

结论

多媒体学习系统已经普遍使用，它的重要性也越发凸显。可以通过外科手术过程中拍摄的录像来演示手术要点。然而便携式应用系统在技术和非技术能力的学习方面显示出更宽广、更深层的优势。这种包含实践和理论知识以及手术中决策和错误识别的教学形式特别适合手术技术能力的培训。此外，这类应用程序可以和其他方法相结合，以用于技巧、视觉-空间能力和感知力等方面的提高。

最后一点，多媒体学习系统的效率可以通过缜密的设计和结构来提高。在构建应用程序的时候，需要考虑的关键问题包括界面的设计和导航、互动程度，采用适当的视频素材、静态图像、动画、合适的解说词，以及评估和反馈的方法。

参考文献

[1] Reznick RK. Surgical simulation. A vital part of our future. Ann Surg. 2005; 242(5): 640-641.

[2] Clarke MD, Anderson ADG, MacFie J. Training the higher surgical trainee within the EWTD framework. Bull R Coll Surg Engl. 2004; 86(3): 82-84.

[3] Reddi UV, Mishra S. Educational multimedia. A handbook for teacher-developers. New Delhi: CEMCA; 2003.

[4] Tsue TT, Dugan JW, Burkey B. Assessment of surgical competency. Otolaryngol Clin North Am. 2007; 40(6): 1237-1259.

[5] Yule S, Flin R, Paterson-Brown S, Maran N. Non-technical skills for surgeons in the operating room: a review of the literature. Surgery. 2006; 139(2): 140-149.

[6] Yule S, Flin R, Paterson-Brown S, Maran N, Rowley D. Development of a rating system for surgeons' non-technical skills. Med Educ. 2006; 40(11): 1098-1104.

[7] Satava RM, Gallagher AG, Pellegrini CA. Surgical competence and surgical proficiency: definitions, taxonomy, and metrics. J Am Coll Surg. 2003; 196(6): 933-937.

[8] Wanzel KR, Hamstra SJ, Anastakis DJ, Matsumoto ED, Cusimano MD. Effect of visual-spatial ability on learning of spatially complex surgical skills. Lancet. 2002; 359: 230-231.

[9] Cuschieri A, Francis N, Crosby J, Hanna GB. What do master surgeons think of surgical competence and revalidation? Am J Surg. 2001; 182(2): 110-116.

[10] Baldwin PJ, Paisley AM, Brown SP. Consultant surgeons' opinion of the skills required of basic surgical trainees. Br J Surg. 1999; 86(8): 1078-1082.

[11] Garg AX, Norman G, Sperotable L. How medical students learn spatial anatomy. Lancet. 2001; 357: 363-364.

[12] Garg AX, Norman GR, Eva KW, Sperotable L, Sharan S. Is there any real virtue of virtual reality?: the minor role of multiple orientations in learning anatomy from computers. Acad Med. 2002; 77(10 Suppl): S97-S99.

[13] Stylopoulos N, Vosburgh KG. Assessing technical skill in surgery and endoscopy: a set of metrics and an algorithm (C-PASS) to assess skills in surgical and endoscopic procedures. Surg Innov. 2007; 14(2): 113-121.

[14] Luker KR, Sullivan ME, Peyre SE, Sherman R, Grunwald T. The use of a cognitive task analysis-based multimedia program to teach surgical decision making in flexor tendon repair. Am J Surg. 2008; 195(1): 11-15.

[15] Friedl R, Höppler H, Ecard K, Scholz W, Hannekum A, Oechsner W, Stracke S. Multimedia-driven teaching significantly improves students' performance when compared with a print medium. Ann Thorac Surg. 2006; 81(5): 1760-1766.

[16] Kneebone R, ApSimon D. Surgical skills training: simulation and multimedia combined. Med Educ. 2001; 35(9): 909-915.

[17] Velmahos GC, Toutouzas KG, Sillin LF, Chan L, Clark RE, Theodorou D, Maupin F. Cognitive task analysis for teaching technical skills in an inanimate surgical skills laboratory. Am J Surg. 2004; 187(1): 114-119.

[18] Friedl R, Höppler H, Ecard K, Scholz W, Hannekum A, Oechsner W, Stracke S. Comparative evaluation of multimedia driven, interactive, and case-based teaching in heart surgery. Ann Thorac Surg. 2006; 82(5): 1790-1795.

[19] Aly M, Elen J, Willems G. Instructional multimedia program versus standard lecture: a compari-son of two methods for teaching the undergraduate orthodontic curriculum. Eur J Dent Educ. 2004; 8(1): 43-6.

[20] Sullivan ME, Brown CV, Peyre SE, Salim A, Martin M, Tow fi gh S, Grunwald T. The use of cogni-tive task analysis to improve the learning of percutaneous tracheostomy placement. Am J Surg. 2007; 193(1): 96-99.

[21] Corrêa L, de Campos AC, Souza SC, Novelli MD. Teaching oral surgery to undergraduate students: a pilot study using a Web-based practical course. Eur J Dent Educ. 2003; 7(3): 111-115.

[22] Kalet AL, Coady SH, Hopkins MA, Hochberg MS, Riles TS. Preliminary evaluation of the Web Initiative for Surgical Education (WISE-MD). Am J Surg. 2007; 194(1): 89-93.

[23] Servais EL, Lamorte WW, Agarwal S, Moschetti W, Mallipattu SK, Moulton SL. Teaching sur-gical decision-making: an interactive, web-based approach. J Surg Res. 2006; 134(1): 102-106.

[24] Inwood MJ, Ahmad J. Development of instructional, interactive, multimedia anatomy dissec-tion software: a student-led initiative. Clin Anat. 2005; 18(8): 613-617.

[25] Schultze-Mosgau S, Zielinski T, Lochner J. Interactive web-based e-lectures with a multime-dia online examination. Med Educ. 2004; 38(11): 1184.

[26] Mishra A, Catchpole K, Dale T, McCulloch P. The in fl uence of non-technical performance on technical outcome in laparoscopic cholecystectomy. Surg Endosc. 2008; 22(1): 68-73.

[27] Undre S, Koutantji M, Sevdalis N, Gautama S, Selvapatt N, Williams S, Sains P, McCulloch P, Darzi A, Vincent C. Multidisciplinary crisis simulations: the way forward for training surgical teams. World J Surg. 2007; 31(9): 1843-1853.

[28] Marshall RL, Smith JS, Gorman PJ, Krummel TM, Haluck RS, Cooney RN. Use of a human patient simulator in the development of resident trauma management skills. J Trauma. 2001; 51(1): 17-21.

[29] Rosser JC, Herman B, Risucci DA, Murayama M, Rosser LE, Merrell RC. Effectiveness of a CD-ROM multimedia tutorial in transferring cognitive knowledge essential for laparoscopic skill training. Am J Surg. 2000; 179(4): 320-324.

[30] Spencer CF. Teaching and measuring surgical techniques - the technical evaluation of compe-tence. Bull Am Coll Surg. 1978; 63: 9-12.

[31] Sarker SK, Chang A, Vincent C. Decision making in laparoscopic surgery: a prospective, independent and blinded analysis. Int J Surg. 2008; 6(2): 98-105.

[32] Sarker SK, Rehman S, Ladwa M, Chang A, Vincent C. A decision-making learning and

assess-ment tool in laparoscopic cholecystectomy. Surg Endosc. 2009; 23(1): 197-203.

[33] Bann S, Khan M, Datta V, Darzi A. Surgical skill is predicted by the ability to detect errors. Am J Surg. 2005; 189(4): 412-415.

[34] Grunwald T, Corsbie-Massay C. Guidelines for cognitively ef fi cient multimedia learning tools: educational strategies, cognitive load, and interface design. Acad Med. 2006; 81(3): 213-223.

[35] Tabbers HK, Martens RL, van Merriënboer JJ. Multimedia instructions and cognitive load theory: effects of modality and cueing. Br J Educ Psychol. 2004; 74(1): 71-81.

[36] Mayer R. Multimedia learning. New York: Cambridge University Press; 2001.

[37] Letterie GS. Medical education as a science: the quality of evidence for computer-assisted instruction. Am J Obstet Gynaecol. 2003; 188(3): 849-853.

[38] Knowles MS. The adult learner: a neglected species. 4th ed. Houston: Gulf Publishing; 1990.

[39] Amthor GR. Interactive multimedia in education. T H E Jl (Technol Horizons Educ). 1992; 19(2): 2-5.

[40] Nousiainen M, Brydges R, Backstein D, Dubrowski A. Comparison of expert instruction and computer-based video training in teaching fundamental surgical skills to medical students. Surgery. 2008; 143(4): 539-544.

[41] Mutter D, Bouras G, Marescaux J. Digital technologies and quality improvement in cancer surgery. Eur J Surg Oncol. 2005; 31(6): 689-694.

[42] Prinz A, Bolz M, Findl O. Advantage of three-dimensional animated teaching over traditional surgical videos for teaching ophthalmic surgery: a randomised study. Br J Ophthalmol. 2005; 89(11): 1495-1499.

[43] Sidhu RS, Grober ED, Musselman LJ, Reznick RK. Assessing competency in surgery: where to begin? Surgery. 2004; 135(1): 6-20.

专业术语英中对照

A

Acute Trauma Life Support (ATLS) course 　急性创伤生命支持课程

Advanced Trauma Life Support (ATLS^r) 　创伤高级生命支持

Anesthetists' nontechnical skills (ANTS) 　麻醉医生的非技术能力

Animation 　视频材料

Autostereoscopic 3D monitor 　自动三维立体显示器

Aviation industry, surgical checklists 　航空业，外科手术安全核查表

    design guidelines 　　　设计指南

    evolution 　　　评估

    items 　　　条目

    QRC 　　　查房质量核查表

    response/action algorithm 　　　反应/行动程序

    unexpected events 　　　意外情况

    WHO 　　　世界卫生组织

B

Basic tasks 　基础任务

Battle field Advanced Life Support (BATLS) course 　战地高级生命支持课程

Behavioral skills 　行为技能

Boeing 　波音（公司）

C

Cognitive skills 　认知技能

91

Cognitive task analysis (CTA)	认知任务分析
Crew Resource Management (CRM)	机组资源管理（亦称驾驶舱资源管理）
Crisis management tasks	危急处理任务
Cueing effect	提示效应

D

D

da Vinci surgical system (dVSS)	达芬奇手术系统
Decision-making	决策（能力）
Definitive Surgical Trauma Care (DSTC/ DSTS)	创伤外科救护教程DSTC/DSTS
Dexterity	敏捷度
Dirty dozen	十二大危害
Distracting events	引起注意力分散的事件
Docking platforms	对接平台

E

E

Educational aspects	教学方面（作用）
Error identification	纠错能力
European Working Time Directive (EWTD)	欧洲工作时间限令（EWTD）

F

F

Fatigue	疲劳

G

G

General surgical skills global rating and operation specific surgical skills global rating	基本外科技能全面评价系统和外科手术操作技能全面评价系统
German Aerospace Research Centre	德国航空航天研究中心

H

H

High-risk tasks	高风险任务
HOSPEX	密切支援医疗团队
Human error ANTS system	麻醉医生的非技术能力评估系统
dirty dozen twelve factors	12种人为负向影响因素
patient pathway	患者（诊疗）流程
self-observation and assessment	自查自评
stress and fatigue	压力和疲劳

surgical training   外科培训

Human patient simulators (HPS)   模拟人

Hybrid LESS   单孔腹腔镜

I
I

Imperial College Surgical Assessment Device   帝国学院外科评价系统
    (ICSAD)

Inanimate simulators   机械模拟器

Information and computing technology   信息及计算机技术
    (ICT)

Instructional multimedia   教学多媒体

Interactivity   交互（技术）

Interpersonal skills   人际交往技能

iPad technology   iPad技术

L
L

Laparo-endoscopic single port surgery (LESS)   单孔腹腔镜

Laparoscopic cholecystectomy using virtual   使用虚拟现实进行腹腔镜胆囊切除术的
    reality data collection   数据收集

    exclusion criteria   排除标准

    Halstedian apprentice-type framework   学徒式培训体系

    implications   应用

    inclusion criteria   纳入标准

    LAP Mentor simulator   LAP Mentor模拟器

    medical education   医学教育

    novices pro fi ciency level   初学者的熟练程度

    participants demographics   参加人员统计结果

    training methods   训练方法

    training outcomes   训练结果

Lap Mentor^T Platform   Lap Mentor^{T}平台

M
M

Master-apprentice model (MAM)   师徒模式（MAM）

Medical Emergency Response Teams   医疗应急小组（MERT）
    (MERT)

Military trauma simulation training   军队创伤模拟培训

Stress	紧张
Surgical checklists, aviation industry. *See* Aviation industry, surgical checklists	外科手术安全核查表，航空业。见于第一章"从航空业得到的启发：外科手术安全核查表"
Surgical telementoring	外科远程指导
discussion	讨论
clinical aspects	临床层面
findings	研究结果
surgeons education	外科医生教育
technological aspects	技术层面
user and mentor aspects	受训者与培训师层面
future research	未来研究
future technology perspectives	未来技术展望
implementation	使用进展
methods	方法
results	结论
clinical aspects	临床层面
educational aspects	教育层面
technical aspects	技术层面
VC and	视频会议系统
Surgical training. *See* Human error; Portable learning and multimedia	外科培训。见于第二章"人为因素，非技术能力和外科培训"

T　　T

Task saturation	任务饱和
Technical skills	技术能力
Total path length (TPL)	总时长（TPL）
Transvesical LESS	杂交式单孔腹腔镜手术
Triangulation	操作角度
Transurethral resection of prostate (TURP)	经尿道前列腺电切术（TURP）

U　　U

Urology	泌尿外科
laparoscopy	腹腔镜
differential indications	不同适应证
diffusion of	手术进展

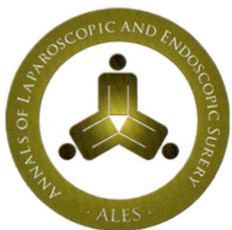

ALES

ANNALS OF LAPAROSCOPIC AND ENDOSCOPIC SURGERY

EDITOR-IN-CHIEF:

MINHUA ZHENG, MD, PhD

ABE FINGERHUT, MD, FACS (HON), FRCSP (G), FRCS (ED HON)

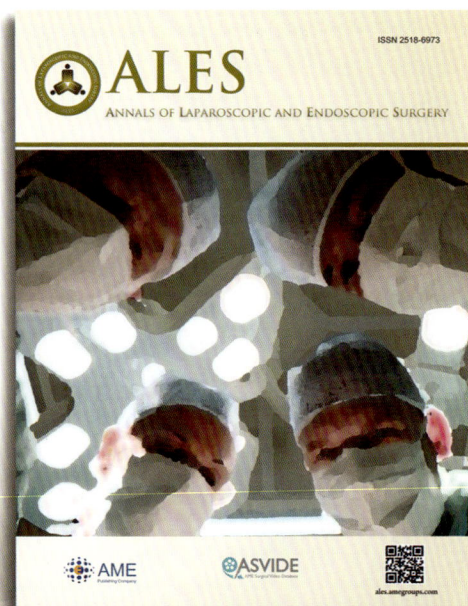

ISSN 2518-6973

- ► Open Access

- ► Peer-reviewed

- ► Represents a source of the latest progress covering all aspects in the laparoscopic and endoscopic surgery

- ► Serves as an important platform for teaching and learning of laparoscopic and endoscopic techniques

- ► Fast Turnaround (Articles could be online soon once accepted without waiting for the publication frequency)

HBSN

Indexed by SCIE

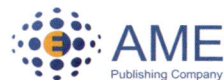

AME Publishing Company

HEPATOBILIARY SURGERY AND NUTRITION

Editor-in-Chief:

Yilei Mao, MD, PhD

Department of Liver Surgery, Peking Union Medical College Hospital, Chinese Academy of Medical Sciences, Beijing, China

Open Access

Peer-reviewed

Bi-monthly Publication

Indexed in PubMed/PMC/SCIE

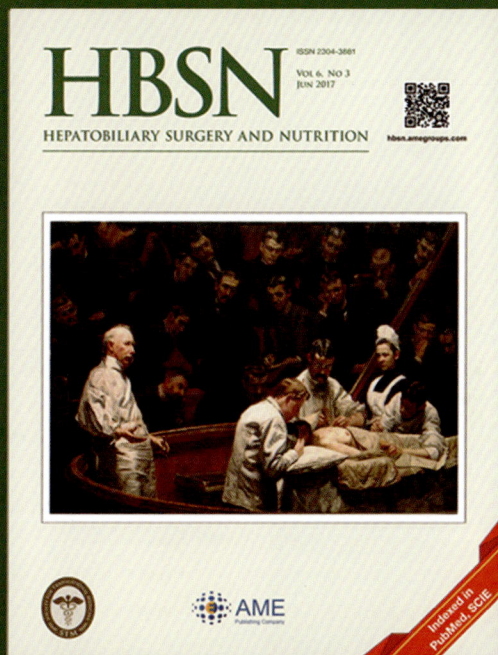

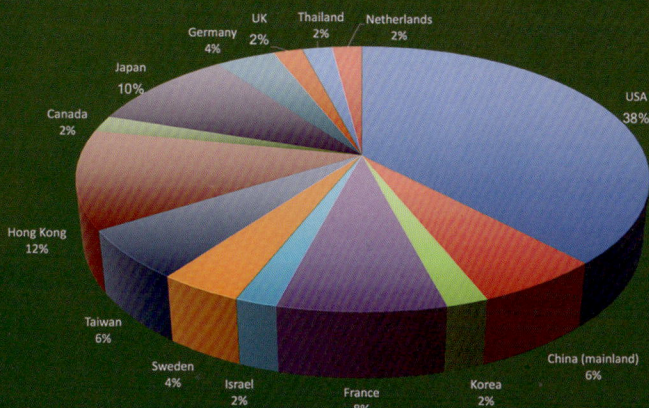

HBSN

ISSN 2304-3881

VOL 6, NO 3
JUN 2017

hbsn.amegroups.com

AME Publishing Company

Indexed in PubMed, SCIE

Distribution of Editorial Board Members of HBSN

- USA 38%
- Hong Kong 12%
- Japan 10%
- France 8%
- Taiwan 6%
- China (mainland) 6%
- Germany 4%
- Sweden 4%
- Canada 2%
- UK 2%
- Thailand 2%
- Netherlands 2%
- Israel 2%
- Korea 2%

hbsn.amegroups.com

ISSN 2218-676X

VOL 6, NO 4
AUG 2017

JOURNAL CITATION REPORTS 2016
2016
IMPACT FACTOR
1.167
THOMSON REUTERS

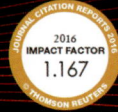

TRANSLATIONAL CANCER RESEARCH

Translational Cancer Research

August 2016 Volume 6 Number 4 Pages 714-4001 E-728

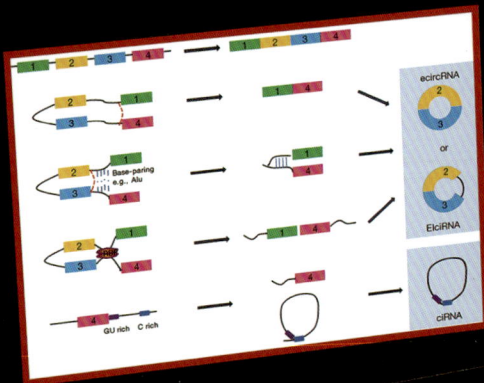

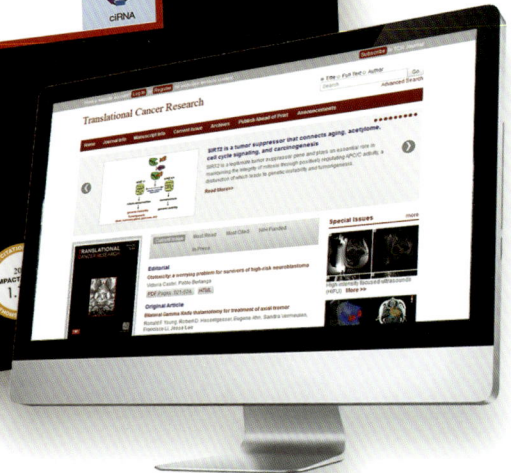

ecircRNA
or
ElciRNA

ciRNA

Base-paring
e.g., Alu

GU rich   C rich

AME
Publishing Company

STM

腹腔镜胃肠手术笔记

NOTES ON LAPAROSCOPIC GASTROINTESTINAL SURGERY

Editors: Yong Li, Takahiro Kinoshita, Min-Chan Kim

Associate Editors: Ziyu Li, Lu Zang, Kewei Jiang, Chih-Kun Huang, Souya Nunobe Do Joong Park, Sungsoo Park

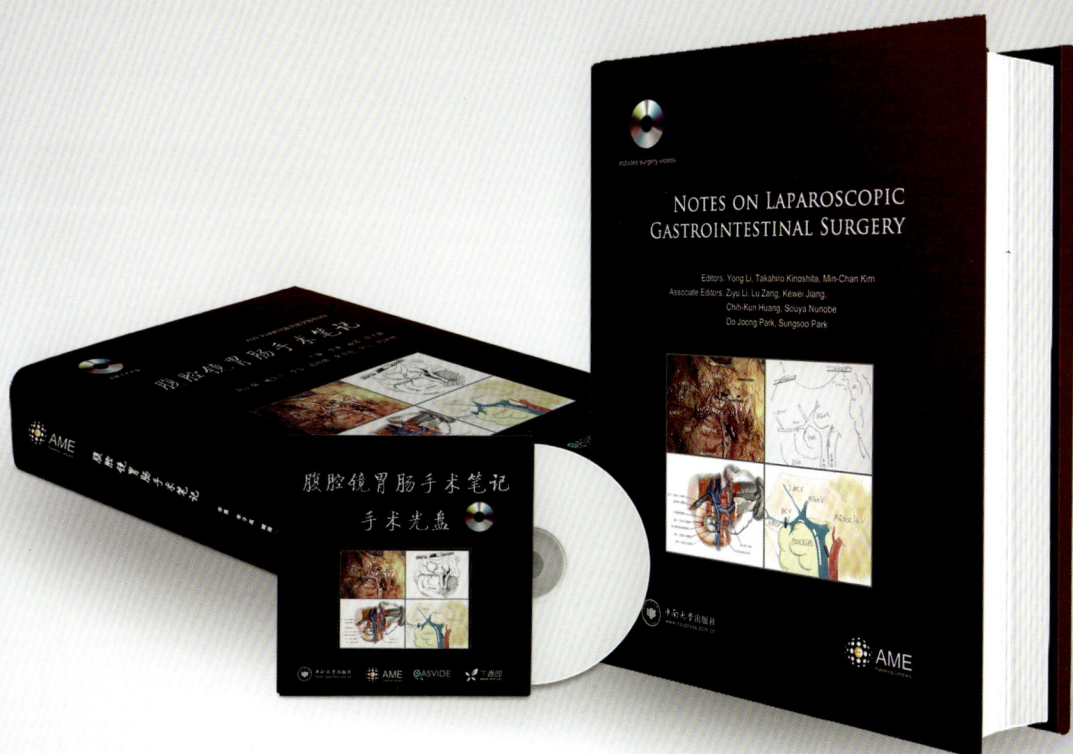

扫一扫，给自己一个学习的机会

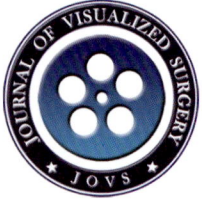

JOVS
JOURNAL OF VISUALIZED SURGERY

EDITORS-IN-CHIEF:
ALAN DART LOON SIHOE (THORACIC SURGERY)
YUPEI ZHAO (GENERAL SURGERY)

Features of JOVS

· Highlights the roles of each member of the multi-disciplinary surgical team

· Represents a source of the latest developments in video-enabled operations

· Serves as an archive of video instructions from the masters of such surgery from around the globe

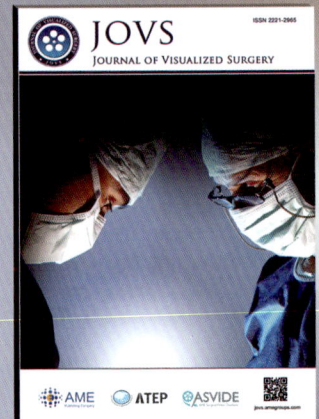

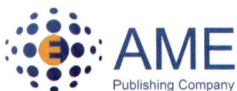

AME Publishing Company

ATEP

ASVIDE
AME Surgical Video Database

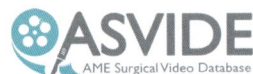

jovs.amegroups.co